두 다리는
두 명의
의사다

20   년   월   일

_____ 님께

이 책이 '100세 시대' 평생건강의
동반자가 되기를 기원드립니다.

_____ 드림

두 다리는
두 명의
의사다

초판 1쇄 발행 2015년 2월 22일

지은이	배근아·신광철
발행인	권선복
편집주간	김정웅
편 집	김소영
디자인	김소영
전자책	신미경
마케팅	정희철
발행처	행복한 에너지
출판등록	제315-2011-000035호
주 소	(157-010) 서울특별시 강서구 화곡로 232
전 화	0505-613-6133
팩 스	0303-0799-1560
홈페이지	www.happybook.or.kr
이메일	ksbdata@daum.net

값 15,000원
ISBN 979-11-954239-5-8 (13510)

Copyright ⓒ 배근아·신광철, 2015

* 이 책은 저작권법에 따라 보호받는 저작물이므로 무단전재와 무단복제를 금지하며, 이 책의 내용을 전부 또는 일부를 이용하시려면 반드시 저작권자와 〈행복한 에너지〉의 서면 동의를 받아야 합니다.

행복한 에너지는 독자 여러분의 아이디어와 원고 투고를 기다립니다. 책으로 만들기를 원하는 콘텐츠가 있으신 분은 이메일이나 홈페이지를 통해 간단한 기획서와 기획의도, 연락처 등을 보내주십시오. 행복한 에너지의 문은 언제나 활짝 열려 있습니다.

TWO LEGS ARE
TWO DOCTORS

두 다리는
두 명의
의사다

배근아 · 신광철 지음

행복한 에너지

들어가는 문

│ 배근아 (운동생리학 박사)

"일즉일체一即一切 다즉일多即一" 하나가 곧 전체이고 전체가 곧 하나다.

우리 사회에서 사회성이 좋은 사람은 다른 사람들과 잘 소통하고 원만한 협조관계를 잘 이끌어 내는 사람으로 통한다. 우리 몸의 건강도 신체를 구성하는 다양한 조직, 기관들과의 유기적인 관계가 잘 이루어질 때 건강하다. 선진국을 보면 환경이 잘 정비되고 사회가 안정되어 보이듯이 우리 몸도 항상 안정을 유지하려는 '항상성homeostasis'이라는 메커니즘이 작동하고 있다. 안정 시에서 조금씩 움직여 심한 운동으로 이어질 때 신체는 변화되는 상황에 따라 자동적으로 즉각 반응하고 적응한다.

그럼에도 불구하고 우리 몸은 낮으면 낮은 대로 높으면 높은 대로 일정한 수준을 유지하려고 한다. 아무리 개인이 훌륭하다 하더라도 조직 내에서 유기적인 관계를 이루지 못하면 개인의 역량을 발휘하기 힘들듯이 우리 몸의 각 기관들이 개별적으로 우수한 기능을 발휘한다 할지라도 전체를 하나로 움직이지 못하면 건강한 삶이라는 목적을 달성하기 어렵다. 다행히도 우리 몸에는 하나를 움직여 전체를 가동시키고 연동시킬 수 있는 기관이 있다. 다리다!

다리 근육은 질병을 예방하고 질 높은 삶을 누리는 데 필수 조직이다.

장기(내장기관) 하나 없이 근육만 있는 다리가 건강한 장수를 책임진다는 것은 말도 안 되는 이야기 같지만 충분한 근거가 있다. 왕성한 힘을 자랑하던 남성도 나이가 들어가면서 근력이 약해진다. 남성 성호르몬의 감소 영향도 있지만 약해진 근육과 뼈가 또 다른 요인이다. 초라해질 만큼 빠르게 약해진다. 나이가 들수록 생기는 흔한 증세 중 하나인 무기력증도 다리가 부실해서 생긴다.

이유는 명확하다. 다리의 근육량이 줄었기 때문이다. "노화는 다리부터 온다."라는 말이 있다. 사람의 몸 중 가장 먼저 쇠약해지는 곳이 다리다. 그러나 체형은 역삼각형으로 변하고 있어도 일상생활이 가능하기 때문에 잘 느끼지 못한다. 전체 근육의 상당 부분이 허리 아래에 몰려 있다. 젊은 남성은 체중의 40%가 근육이지만 40대에 들어서면서 부터 자신도 모르는 사이에 근육량이 감소되기 시작한다. 50세 이후부터는 전체 근육량이 매년 1% 정도 감소되고, 오래 견디는 능력과 심장과 폐의 기능도 해마다 1%씩 떨어진다. 80대가 되면 노인들의 근육량은 20대의 절반에 가까울 정도로 감소한다.

특히 노년기에 다리의 근육량이 줄면 쉽게 넘어지고 작은 충격에도 골절과 같은 큰 부상을 입는다. 근육량이 줄면 대개의 경우 운동량도 함께 줄어든다. 다리의 운동능력이 감소되면 다른 신체 부위, 내장 기관들도 활력이 감소한다. 보약은 한정된 신체기관을 활성화시킬 수 있을지 모르지만 운동은 전신의 기관들을 활성화시킨다.

다리를 움직이면 몸 전체가 움직여진다.
다리를 움직이는 만큼 심장이 뛰고, 전신에 열이 나고 땀이 난다. 그 이유는 간단하다. 우리 몸 전체에서 운동의 대상이 되는 근육이 70%가 다리에 있기 때문이다. 우리는 정보의 홍수에 빠져 살아가고 있다. 그중에서 최고의 관심사는 '건강'에 관련된 내용들이다. 그러나 무엇을 먹으면 좋고, 이렇게 해라, 운동을 하면 좋다 등등의 방법론적인 정보가 대부분이다.
'당연히 그 정도는 알아야 되는 거 아냐?' 반문할 독자도 있을 것이다. 하지만 우리 몸은 많이 알고 있다고 건강을 보장하지는 않는다. 정작 운동의 대상이 되는 근육과 다리에 대한 이야기는 거의 없다. 나는 1986년부터 30년간 아동부터 80대에 이르기까지 모든 연령대를 대상으로 건강관리서비스 관련 일을 하면서 현장에서 체득한 경험과 연구한 내용들을 근거로 이 책을 썼다. 특히 일상생활 속에서 행동으로 실천할 수 있는 내용에 집중했다. 가능한 한 전문적인 내용이나 용어는 쓰지 않으려고 노력하였다.

이 책은 '두 다리의 정체성과 두 다리가 삶에 미치는 영향이 무엇인지, 어떻게 하면 건강한 삶을 누릴 수 있는지'에 대해 크게 3부로 정리했다.

　1부에서는 인문학 다리이야기로서 '자신의 정체성'을 성찰해 볼 수 있는 '다리를 알면 인생이 보인다'로 재밌게 정리했다. 그리고 2부에서는 근육과 다리에 대한 기초적인 지식과 최근 연구 사례들을 중심으로 '다리를 잘 쓰면 미래가 달라진다'로 정리하였다. 마지막 3부에서는 누구나 일상생활 속에서 돈 들이지 않고 쉽고 재밌게 할 수 있는 '근사하고 아름다운 다리의 관리방법' 등에 대해 '튼튼한 다리는 내 몸을 돌본다'로 정리하였다.

　"지피지기면 백전백승이다." 이 책을 읽는 순간부터 당신은 건강에 대한 새로운 생각과 각오가 생길 것이다. 이 책이 '100세 시대'에 당신의 평생건강 동반자로서 건강한 삶으로 가는 마중물이 되리라 확신한다.

대한민국 국민 모두가 스스로 미래를 지키는
'천의天醫'가 되는 그날을 꿈꾸며
양지바른 곳에서　배근아

▎신광철 (시인, 작가)

　나는 감히 말한다. 너무나 단순하고 근원적인 이야기지만 하고 싶은 말이고, 실천하고 싶은 말이다. 바로 산 자는 살아야 한다는 말이다.

　살아있을 때 살아라. 그리고 산 것처럼 살아라.

　살아있을 때 살지 않으면 언제 살겠는가. 인생은 애초에 처음 가보는 길로 이어져 있다. 같은 길을 걸어도 새로운 시간으로 만들어진 길은 언제나 새로운 첫 발자국이다. 그래서 인생은 벅차고 고되다. 무너지고 주저앉는 것이 인생이다. 지지 않는 꽃이 없듯이 실패하지 않는 인생은 없다. 인생의 실패는 너무 자연스러운 일이다. 성공, 웃음, 행복이 정상이 아니라 실패, 눈물, 슬픔이 함께 한 세상이 정상이다. 실패를 두려워할 것이 아니라 성공한 자신을 두려워해야 진정한 인간일 수 있다.
　고난이 있어 극복이 있다. 다시 시작하면 된다. 꽃이 진 자리에 열매가 맺고, 열매가 떨어진 자리에 봄이면 싹이 돋는다. 꽃이 져야 새로운 생명을 만들어낼 수 있다. 실패를 해야 인생은 성장하는 것임을 알게 된다. 성공보다 실패가 사람을 크게 한다.
　바람이 불어오고 다시 바람이 불어온다. 바람을 피할 길 없다.

인생길은 바람 한가운데를 걸어가는 지난한 반복적인 걸음이다. 바람을 피하려하지 마라. 바람을 피할 수 없다.

나는 바람이 거칠고 폭우가 쏟아지면 종종 산으로 간다. 나무가 부러질 듯 흔들리고 나뭇잎은 바람에 찢기는 숲에 누워보라. 역동이란 말이 지금 이곳에 있음을 본다. 세상이 뒤집힐 듯 숲이 출렁거리고 바람소리에 귀가 먹먹해진다. 억척스럽게 쏟아붓는 비를 온몸으로 맞으며 물이 줄줄 흐르는 맨 바닥에 누워서 하늘을 보라. 그리고 즐겨보라.

막막한 절망이 휘몰아치는 인생길에서 살아있음을 확인하게 된다. 얼굴로 떨어지는 굵은 빗방울이 아프다. 몸을 타고 스멀스멀 흘러가는 빗물의 흐름이 살아있음을 깨우쳐준다. 삶이 아름다운 것은 죽음이 바로 옆에 있기 때문이다.

죽음을 두려워하기보다 살아있는 삶을 두려워해야 진정한 삶을 살고 있는 것이다. 인생은 죽음으로 가는 열차를 탄 것이 아니라 살아있음을 온몸으로 체험하는 열차를 타고 가는 것이기 때문이다.

몸 안에 출렁이는 생명이란 신비한 현상을 가지고, 지구라는 별에 존재한다는 것은 기적 같은 일이다. 인간은 직립했다. 인간의 직립은 신에 대한 도전일지도 모른다. 수평의 들판에 수직으로 일어서서 걷는 인간은 도발적인 모습을 가지고 있다. 인간은 무게의 중심축이 앞으로 기울어져 있다. 인간은 분명 앞으로 걸어가게 만들어져 있다. 전진하는 인체역학적인 모습을 가진 인간은 후진을 위한 장치가 없다. 그래서 더욱 도발적이다.

체중이란 무게를 두 다리가 짊어진 것에서 두 손의 자유가 시작되었다. 인간이 가진 두 손의 자유가 인간을 위대하게 만든 자유의 출발이지만 두 손의 자유는 두 다리가 온몸의 하중을 짊어짐으로써 가능했다. 자유의 헌납 없이 진정한 자유는 존재할 수 없다. 두 손을 위하여 자유를 헌납한 두 다리는 진정 위대하다.

두 다리에 담긴 인문학적인 생각을 정리해봤다. 두 다리는 심장으로부터 가장 먼 변방에 있는 부위다. 또한 가장 낮은 자리에 위치해 있다. 그럼에도 다리는 인간이 가진 위대한 작품이다. 인간의 활동 중에서 가장 역동적인 이동移動을 주관하는 것이 다리다. 살아있는 것을 증거하기라도 하듯 이동할 수 있는 동력을 제공하는 기관이기 때문이다. 또한 건강의 출발은 두 다리에 있음을 깨닫게 될 것이다.

전진하라. 그리고 독립하라. 인간의 전형적인 모습인 직립보행이 전하는 말이다. 두 다리가 말하고픈 핵심이다. 살아있음, 그 자체가 빛나는 일이다. 존재는 존재 자체를 누려야 할 의무와 권리가 함께 있다. 그렇기에 이 책의 일독을 권한다. 그대도 살아있는 존재이기에.

추천사

가재산 (피플스그룹 이사장)

누구든지 무릎관절이 고장이 난 순간 삶의 질은 곤두박질치고 만다. 여행은 물론 가고 싶은 곳도 갈 수 없고 외부와의 교류도 차단되어 감옥살이가 시작되기 때문이다. 건강한 두 다리가 내 인생 최고의 동반자요, 자식보다 더 나은 효자라는 사실을 이 책이 확실하게 알려줄 것이다.

김선수 (한국IT컨설팅 대표 컨설턴트)

"오늘도 걷는다 마는~" 백년설 씨가 부르던 옛 노래를 듣노라면 민족과 개인들의 숱한 사연이 떠오른다. 그 역사의 흐름, 다리가 있었기에 오늘까지 걸어 왔을 것이다. 현역 시절의 행군을 생각해 보면 또 다른 느낌이 든다. 요즈음엔 헬스클럽의 런닝 머신이나 둘레길, 자락길이 생각나기도 하고…. 결국 건강하려면 움직여야 하는데, 운동에서 가장 효과가 알찬 것이 걷기 운동이라고 한다. 굳이 설명이 필요 없을 '건강'이지만 '다리'가 건강 그 자체라고 주장을 한다. 여행도 아는 만큼 보인다고 했다. 왜 그런지 30년 현장경험의 전문가로부터 재미있는 이야기를 들어 보자.

최염순 (카네기연구소 대표이사/경영학 박사)
머리를 쓰면 머리가 좋아진다.
다리를 쓰면 다리가 좋아진다.
다리가 좋아지면 건강해지고 행복해진다.
다리가 좋아지면 두 명의 의사가 몸을 돌본다.

양학선 (2012년 런던올림픽 남자기계체조 사상 최초 금메달리스트)
점프, 공중회전 그리고 완벽한 착지
신기술 "양학선"이 탄생되기까지
셀 수 없을 만큼 달리고 뛰었다.

추진력을 얻는 것도 두 다리로부터 시작되고
안정적인 착지도 두 다리로 마무리 된다.
체조선수로서 두 다리의 근력향상은 항상 관심사였는데
이 책을 통해 알게 된 두 다리의 파워가 새롭게 다가온다.

임오경 (영화 〈우리 생애 최고의 순간–우생순〉의 주인공/
　　　　서울시청 핸드볼팀 감독)

날아오는 공이 무서워 피하고 싶을 때가
참으로 많았지만 피하지 않고 오직
'핸드볼' 한 길만의 인생을 걸어왔다.

많이 지치고 힘은 들지만 내 두 다리가
지탱하는 그날까지 앞으로도 계속 걷고 싶다.

지치고 힘든 인생의 길을 걸으며 앞, 뒤를
돌아볼 여유도 없는 사람들에게
여유를 갖게 해 주는 책이다.

두 다리의 역할이 줄어들고
이 시대를 앞만 보고 살아가는
사람들에게 잠깐이나마 힐링을 하게 해 주는 책,
내 생애 최고의 순간을 갈망하는 사람들에게
이 책을 권하고 싶다.

04_ 들어가는 문
11_ 추천사

제1부 다리를 알면 인생이 보인다

21_ 걷는 것은 버리는 것을 연속이다
25_ 두 다리가 서 있는 곳이 바로 천국
29_ 최고의 걸작, 두 다리
33_ 어긋나면서 앞으로 가는 인생
36_ 두 다리는 가교(架橋)다
39_ 뿌린 대로 거두리라
43_ 걷는 수행, 만행(漫行)
47_ 두 다리가 안내하는 곳
51_ 장점과 약점의 동거
55_ 발가락은 만능 연예인이다
59_ 걸음걸이를 보면 성향을 알 수 있다
61_ 발로 보는 운세, 족상
64_ 이 시대의 걷기 달인, 황안나
69_ 발가락 발톱에 별을 심다
74_ 발은 오장육부다
79_ 세상의 대부분은 사소한 것들의 집합이다

83_ 제3의 다리
87_ 관절이 전하는 말
92_ 걸을 수 있다는 것은 축복이다

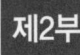
다리를 잘 쓰면 미래가 달라진다
99_ 세계인들의 관심은 다리에 쏠리고 있다
102_ 단순함과 반복의 미학
106_ 반복적으로 뛰는 심장
111_ 대사성 질환은 편리함의 덫
116_ 다리는 융복합의 모델
120_ 무릎 관절의 권위
124_ 빠름과 느림의 미학
128_ 섹시한 엉덩이
131_ 전통혼례의 신랑 매달기의 깊은 뜻
134_ 꿀벅지
136_ 다리근육과 혈류
139_ 다리근육과 골밀도
142_ 다리근육은 당의 최대저장소다
146_ 다리근육과 당뇨
150_ 다리와 키 성장
155_ 다리는 인체의 화로(火爐)다

159_ 발의 신비
163_ 나이와 근육의 기능
165_ 지지발

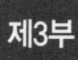 **튼튼한 다리는 내 몸을 돌본다**

174_ 100세 시대의 건배사
177_ 시간의 법칙
181_ 똥배와 나잇살
184_ 버스기사와 차장
186_ 공복 시 운동효과
188_ 1일 1식과 간헐적 단식
190_ 메기 이론
192_ 왜 자고 일어나면 눈이나 얼굴이 부을까?
194_ 근사하고 아름다운 다리관리법:
    1일 3식보다 1일 4식
197_ 근사하고 아름다운 다리관리법:
    꿀벅지를 만드는 적절한 근력운동
200_ 근사하고 아름다운 다리관리법:
    아침에 눈을 뜨자마자 시작하자
202_ 근사하고 아름다운 다리관리법:
    출퇴근길에서

204_ 근사하고 아름다운 다리관리법:
   가정이나 사무실에서
206_ 근사하고 아름다운 다리관리법:
   TV를 보면서 섹시한 엉덩이 만들기
208_ 근사하고 아름다운 다리관리법:
   자태를 아름답게 만드는 바른 걸음
211_ 조선의 명의 '허준선생'이 추천하는 행보(行補)
213_ 일일 보행숫자와 심혈관계 질환
215_ 무릎 관절염 환자들에게 뒤로 걷기를 권장한다
218_ 인간과 자동차의 에너지
220_ 오늘 행동하라, 가장 잘 사는 방법이다
224_ 걸어야 산다
228_ 10,000시간의 법칙
231_ 사소한 습관 하나면 건강을 찾을 수 있다
234_ 하늘이 가르쳐준 것과 땅이 가르쳐준 것

241_ 나가는 문
244_ 감사의 말
246_ 출간후기

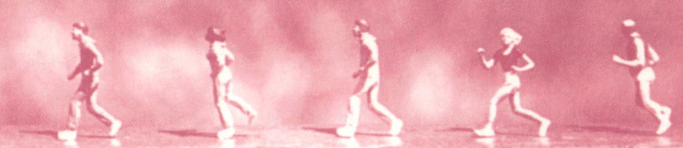

제1부

다리를 알면 인생이 보인다

걷는 것만큼 버리는 일도 없다. 버려야 앞으로 나갈 수 있다. 현재를 버리면 새로운 현재가 나오는 것이 걷기다. 지금 서 있는 자리를 버려야 새로운 자리로의 이동이 가능하다. 걷는 것은 버리는 일이다. 버리는 것 자체가 아니라 새로운 것을 얻기 위해 지금 가진 것을 버리는 일이다.

세상을 살다 보면 자신이 모자란 것을 알게 된다. 그리고 모자란 자신을 데리고 사는 것이 대견스러운 것임을 알게 된다. 완성된 자신을 데리고 사는 것이 아닌 모자라고 어리석은 자신을 데리고 사는 일이 진정 위대한 일임을 알게 된다.

세상의 모든 것들은 스승이다. 길을 걸으며 만나는 풀과 나무가 스승이고, 길을 가다 만나는 사람이 스승이다. 화를 내는 사람도 스승이고, 길가에 오물을 버리는 사람도 스승이다. 이슬이나 바람, 햇살도 스승이다. 걷는 것은 끊임없이 스승을 만나는 일이다. 배움은 옳은 것에서만 배우는 것이 아니라 틀린 것에서도 배운다.

걷는 것은
버리는 것의 연속이다

오늘처럼 신비로운 날도 없다. 인생 내내 오늘과 사소함으로 만나고 헤어지지만 인생은 결국 오늘의 퇴적물이다. 오늘은 인생을 만들 수 있는 유일한 날이기도 하고 인생을 변화시킬 수 있는 유일한 날이기도 하다. 오늘은 변화의 중심에 선 날이다. 인생에서 살아있는 유일한 날은 '오늘'이다. 오늘에는 인생을 자라게 하는 생장점이 들어있다. 생장점은 살아있는 시간의 꼭짓점에 있다. 오늘은 여리면서도 아릿하지만 진보의 칼을 틀어쥐고 있다. 그래서 오늘은 영원한 숙제이며 성장의 촉수를 가지고 있다.

사람은 걷는 동물이다. 동물이란 단어에는 살아있다는 신화 같은 신비가 들어있다. 신비를 실현하고 사는 것이 인생이다. 사람은 걷는 모습에서 많은 것을 배울 수 있지만 버리고 살라는 교훈을 보여준다. 발자국을 버려야 계속 발자국을 만들 수 있다. 내가 걸어온 발자국만큼 버려야 새로운 발자국을 찍을 수 있다. 발자국을 보면 서산대사의 시가 생각난다.

踏雪野中去 不須胡亂行 今日我行跡 遂作後人程
답설야중거 불수호난행 금일아행적 수작후인정

눈 덮힌 들판을 걸어갈 때 함부로 걷지 마라
오늘 내가 걸어간 발자국은 뒷사람의 이정표가 되리라

서산대사의 이 시는 김구 선생이 백범일지에 인용해 더 유명해졌다. 서산대사는 조선중기의 고승高僧이자 승병장이었다. 서산대사는 나이를 잊고 산 청년이었다. 임진왜란 때 73세의 노구로 선조의 명을 받고 1,500명의 승병을 이끌며 한양 수복에 큰 공을 세웠다. 마음이 청년이면 나이와 상관없이 청년이라는 말이 실감나게 하는 삶을 산 분이었다. 서산대사는 죽음 앞에서 초연했다. 84세로 세상을 떠날 때 묘향산 원적암圓寂庵에서 설법을 마치고 자신의 영정을 꺼내 그 뒷면에 이렇게 적었다. "80년 전에는 네가 나이더니 80년 후에는 내가 너로구나八十年前渠是我 八十年後我是渠"라는 시를 적고 가부좌한 채로 세상과 이별했다. 사람은 죽기 전에 죽어야 한다는 경구에 젖어본다. 진정으로 죽어 본 자만이 삶의 맛을 즐길 수 있다.

　장한 모습으로 죽는 것보다 장하게 사는 것이 진정 어렵다. 죽음을 이해해야 바른 삶을 살 수 있다. 죽음 체험을 하는 경우가 있다. 관 안에 들어가 죽었다고 가장하고 들어가 자신의 삶을 돌아보는 경험이다. 지금 내가 살고 있는 생각과 행동이 바른 삶인가에 대하여 생각하게 된다.

나는 왜 살아야 하는가, 나는 살아갈 이유가 있는가에 대하여 물어보는 일은 중요하다. 죽음은 끝이 아니라 또 다른 삶으로의 전환이다. 아름답게 죽기 위해서는 아름답게 살아야 가능하며 죽음을 자연스럽게 받아들이기 위해서는 삶이 자연스러워야 한다. 그래서 어떻게 죽느냐보다 어떻게 사느냐가 중요한 문제이다. 죽음은 지금 바로 선택할 수 있지만 삶의 선택은 길고 어려운 길이다. 그리고 죽음의 순간도 삶의 한 모습이기 때문이다. 진정 죽음이 두렵기보다 삶이 두렵다. 잘 사는 것만이 잘 죽을 수 있는 방법이다. 다시 말하지만 아름다운 죽음은 아름다운 삶에서 비롯된다.

삶은 한 마디로 정의하면 선택이다.

어린아이가 바람개비를 돌리며 길을 달려가고 있다. 바람개비를 돌리는 것은 바람이다. 하지만 바람개비를 돌리는 것이 바람만이 아니라 시간도 함께 돌리고 있다. 바람개비를 돌리는 것이 바람과 시간만이 아니라 바람개비를 돌리는 아이를 바라보는 내 인생의 시간도 빨려 들어가고 있다. 삶이란 직선 위에서 외줄타기를 하고 있는 것이다. 외줄을 벗어나는 순간 죽음으로 직행한다.

세 사람이 들판을 걷고 있었다. 들판에 복숭아꽃이 피어 아름다웠다. 향기가 넘쳤다.

제자 래가 말했다.

"스승님, 지금이 가장 아름다울 때지요?"

"그렇지. 하지만 아름다움을 버려야 진정한 결실이 따라온다."

"무슨 말씀이시지요?"

"꽃이 떨어진 자리에 열매가 맺는다."

사람은 아름답다. 삶의 모습은 달라도 사람이 살아있다는 것은 세상에 꽃 한 송이 피어있는 것처럼 아름다운 일이다. 나이 들어가는 것도 아름답다. 꽃이 핀 자리에 열매가 맺힌다. 그러니 꽃이 져야 열매가 맺힌다.

인생도 청춘을 지나 나이를 먹은 후에 생의 의미를 깨닫게 된다. 나이를 먹는다는 것은 그동안 얻은 성장의 길에서 다시 버리는 것을 배우는 과정이다. 어린아이가 아프고 나면 키가 한 뼘씩 자란다는 어른들의 말씀이 있듯이 나이가 들어 아프고 나면 그만큼씩 늙어가는 것을 확인하게 된다. 인생에서 가장 아름다운 나이는 살아온 연륜과 느긋함이 있으면서도 삶에 대한 성찰이 깊어지는 나이다. 흔들림이 없이 길을 걸을 수 있으며 버리는 것에도 익숙해질 수 있는 나이이다.

서산으로 지는 노을이 아름답다. 인생도 황혼으로 익어가는 과정이 아름답다. 인생에서 고난이 아프기만 한 것 같지만 그렇지 않다. 인생은 성공으로 배우는 것보다 실패로 배우는 것이 많다. 온실에서 자라는 꽃보다 들에서 자라는 야생화가 세상을 알기 마련이다.

두 다리가 서 있는 곳이 바로 천국

낮은 자리의 철학을 설파한 노자는 상선약수上善若水라고 했다. 최고의 도는 물과 같다고 했다. 물은 형태도 없고, 색도 없다. 향기도 없다. 그럼에도 만물의 근원이다. 물은 흐르면서 빈 곳을 채우며 흐른다. 채워지지 않으면 흐르지 않는다. 채워질 때까지 기다렸다가 다 채워진 후에야 다시 길을 찾아 나선다. 낮은 곳으로 흐르며 낮은 곳을 채우고 흘러가는 충족된 존재가 물이다.

다리는 낮은 자리에 위치한다. 인체 부위에서 가장 강한 힘을 가지고 있는 다리가 가장 낮은 자리에 위치한다는 것은 의미하는 바가 크다. 강자는 위로 올라가려는 경향이 있다. 군림하려 한다. 하지만 다리는 낮은 자리에서 살아있는 존재라는 것을 확인시켜주는 존재다.

우리는 흔히 천국과 지옥을 이 세상에서 찾으려 하지 않고 다른 세계에서 찾으려 한다. 가만 생각해보라. 하늘과 땅을 정의해보자. 지표면 위는 하늘이고 지표면 아래는 땅이다. 고대 사람들은 천국은 하늘에 있고 지옥은 땅 아래에 있다고 생각하며 살았다. 우리가 발을 딛고 있는 발바닥만이 지표면과 닿아있다. 우리는 발바닥만을 제외하고는 하늘에서 살고 있는 것이다. 사람이 하늘같은 존재인 근거가 있었다. 우리는 결국 천국에서 살고 있는데 발바닥만이 지옥과의 경계에서 고생하고 있다. 발바닥에게 악역을 맡기고 호사를 누리고 있는 격이다.

사실 진정한 천국은 자기 자신이다. 두 다리로 서 있는 지금의 자리를 행복하게 만들면 천국에 사는 것이 되고, 내가 지금 두 다리로 서 있는 자리를 불행하게 생각하고 있다면 지옥에서 살고 있는 것이다. 사람은 움직이는 하나의 독립된 세상이다. 다시 말하면 움직이는 한 사람은 살아 움직이는 천국일 수도 있고, 살아 움직이는 지옥일 수도 있다. 천국과 지옥으로 만드는 요인은 여러 가지 있지만 마음의 문제가 지배적이다.

누가 지옥을 탐할 것인가. 우리가 꿈꾸는 것은 분명 살아 움직이는 천국일 것이다. 행동하는 천국을 만들기 위해서는 마음의 문제가 먼저 해결되어야 가능하지만 직접적인 것은 두 다리가 건강해야 한다. 세상을 향해 강하게 서 있는 두 다리는 관절의 굴절을 통해 이동한다. 직선만을 고집하지 않고 스스로 접히도록 만들어져 있다. 유연함이 없이 세상을 살 수 없음을 보여준다.

직선이 만들어 낼 수 있는 것은 분단과 날카로운 공격력이 있을 뿐이다. 곡선과 굽힘이 있어야 세상과 소통하고 이동할 수 있다. 다리의 관절이 그렇다. 접었다 펴는 반복이 만들어낸 역사는 역동적이다.

두 발의 행동력이 돋보이는 순간이다. 낮게 낮게 더 낮게 흘러가는 물의 생리가 세상을 창조하는 힘이 된다. 물이 높게 높게 더 높게 오르기만 하는 증발만 한다면 지상은 사막이 될 것이다. 낮은 자리를 채우고 흐르는 물처럼 낮은 자리를 충만하게 하는 물의 능력이 있듯이 낮게 낮게 더 낮은 자리를 담당한 두 발이 있어 인생은 충만해진다. 발에서도 더 낮은 자리인 발바닥의 역할은 크다. 우선 직립을 위하여 균형을 잡아야 한다. 그리고 직립 자체도 만만한 것이 아니건만 이동까지 해야 한다. 직립인 채로 이동해야 하는 균형 감각은 발바닥과 다섯 발가락의 도움이 크다. 사람을 사람답게 하는 중요한 역할을 담당한다. 이동의 책임을 맡고 있는 진정한 영웅이다.

사람의 발을 보호하기 위하여 만들어진 것이 신이다. 신발이 상당 부분 발의 고충을 해결해준다. 직접 똥을 밟거나 오물을 밟지 않아도 되고, 상처로부터 보호받을 수 있는 역할을 수행한다. 그러면서도 발만큼 신도 구박을 받는 존재다. 시 중에서 「신발論」이라는 것이 있다. 마경덕 시인의 등단작품이다.

2002년 8월 10일

묵은 신발을 한 보따리 내다 버렸다

일기를 쓰다 문득, 내가 신발을 버린 것이 아니라 신발이 나를 버렸다는 생각을 한다. 학교와 병원으로 은행과 시장으로 화장실로, 신발은 맘먹은 대로 나를 끌고 다녔다. 어디 한번이라도 막막한 세상을 맨발로 건넌 적이 있는가. 어쩌면 나를 싣고 파도를 넘어 온 한 척의 배. 과적過積으로 선체가 기울어버린. 선주船主인 나는 짐이었으므로,

일기장에 다시 쓴다

짐을 부려놓고 먼 바다로 배들이 떠나갔다

 시인의 시선으로 바라본 신발의 운명이다. 신발의 운명이 곧 발의 운명과 별다르지 않다. 신발 없이도 걸어야 하는 것이 인생이다. 보호막이 제거된 상황을 더 많이 만난다. 막막한 세상을 맨발로 건너보는 것도 의미 있는 일이다.

최고의 걸작, 두 다리

 사람은 자신의 운명을 몸에 그대로 각인시켜 놓고 산다. 태어나면서 자신의 운명 지도를 한 장씩 가지고 태어난다. 몸에 그대로 새겨져 있다. 자신이 가진 특성도 몸에 그대로 담겨져 있다. 수상, 관상, 족상이라는 것이 있다. 그리고 마음의 거울인 인상이 있다. 오늘의 주제는 발이다. 발로 보는 인생지도는 족상足相이다. 족상을 보고 운세를 점치는 것이 족상이다.

 발가락이 닮듯이 운명도 닮는다. 하지만 자신의 운명을 스스로 선택한 운명이기에 그대로 수상, 관상, 족상에 담겨 있는 것이다. 타인에 의하여 정해진 것이 운명이 아니라 스스로 선택한 것이 운명이라는 것을 취소할 생각이 없다.

 다리의 건강이 건강을 책임지고, 운명을 책임진다는 것에 믿음을 가진다. 세상에서 사소하다는 것은 사실 가장 중요한 것이다.

숨 쉬고, 먹고, 자고, 걸을 수 있는 것들이 우리의 일상이다. 사소해 보인다. 그리고 너무 평범해 보인다. 하지만 이처럼 중요한 것들은 없다. 진정 중요한 것은 평범하고 사소해 보인다. 두 다리가 가진 역할을 알면 인생이 달라질 수 있다.

인류 역사상 위대한 천재 중 한 사람인 레오나르도 다빈치는 사람의 발을 가리켜 '인체공학 최대의 걸작이자 최고의 예술품'이라고 했다. 그렇게 표현한 이유는 발의 구조와 기능에 있다.

발과 다리는 다르지만 혼용하여 쓰기도 한다. 사전적인 정의를 보면 이렇다. 4개의 다리를 가진 척추동물에서는 보통 다리라고 부른다. 그러나 사람을 포함한 두 발을 가진 동물에게는 뒤쪽이나 허리 아래쪽에 있는 분절을 다리라고 부른다. 다시 말하면 다리는 상체를 지지하는 기관 또는 이동을 하기 위해 움직일 때 움직이는 기관이다.

발은 대부분의 두 발 동물과 모든 네발 동물에서 발목 관절 아랫부분 전체를 가리킨다. 발에는 발뒤꿈치·족궁足弓·발가락 등이 포함된다. 발굽이 있는 동물의 경우 발가락 끝이 1개 또는 그 이상 변형된 부분도 발에 속한다. 다른 포유동물처럼 사람의 경우도 다리뼈는 기저부인 허벅지 속에 있는 큰 뼈, 종아리에 있는 두 개의 뼈, 발목뼈·발바닥뼈·발가락뼈 등의 여러 부분으로 이루어져 있다. 조류나 박쥐의 경우에는 앞다리가 날개로 진화했다. 작은곱등어류·두더지류·캥거루·말 따위에서 볼 수 있듯이 살아가는 환경에 따라 다양하게 적응되어 수영·굴착·도약·달리기 등을 할 수 있도록 알맞게 진화되었다.

  다리는 우리 몸의 엉덩이뼈 아래를 말한다. 우리말에 자기를 스스로 낮추고 상대를 높이는 존칭으로 '아래 하下'자를 붙이는 공통점이 있다. 우리가 종종 사용하는 말 중에 '슬하膝下'라는 말이 있다. 무릎 아래라는 의미로 발도 포함된다. 발은 몸 전체를 받치고 있으면서도 대우를 못 받는 부위다. 발이 인정받고 공대를 받는 드문 경우다. 하지만 '슬하'라는 단어가 대변하듯이 아래를 존칭으로 사용하는 경우가 있다.

  역설이 아니라 상대에 대하여 자신을 낮추는 방법인데 어찌 되었든 존칭의 의미를 담고 있어 많이 알려진 단어임에도 천대받는 발을 위하여 소개한다. 존대하는 상대에 따라 폐하陛下, 전하殿下, 각하閣下, 휘하麾下, 좌하座下 등이 있다. 여기에서 '하下'는 그 존대하는 사람이 거처하는 건물이나 발 아래에서 우러러본다는 뜻에서 나온 존칭으로 즉 공간 위상位相을 전제하여 만들어진 존댓말이다. 임금이나 왕이 집무하는 돌계단을 '폐陛'라 불렀는데, '폐하'란 왕이 거처하고 있는 돌계단 아래에 있다는 뜻으로 임금이나 왕에게만 쓰인 존칭이다. 한 단계 낮은 것으로 왕비나 세자들에게 붙여진 '전하'라는 존칭은 그들이 거처하는 궁전宮殿 아래란 뜻으로 사용된 존칭이었다. 그리고 앞서 말한 자신이 부모의 무릎 아래 있다는 뜻으로 부모에 대한 자신을 소개할 때에 '슬하膝下'라고 했다. 부모를 우러러본다는 존칭이다. 저하邸下는 저택 아래라는 뜻이고, 조선 시대에 왕세자를 높여 부른 말이기도 하다.

그리고 성하聖下는 성스러우신 분 아래라는 의미로 가톨릭에서 교황을 높여 일컫는 말이고, 각하閣下는 누각 아래에서 엎드려 아뢴다는 뜻이다. 이처럼 아래 하자를 이용하여 존경의 의미를 담아 존칭으로 사용한 예가 있다. 족하足下라는 단어로 발아래라는 의미다.

발의 주요기능은 이동하는 데 있다. 영장류는 손처럼 발에도 발가락 끝을 보호하는 편평한 발톱이 있고, 발바닥에 주름과 마찰력을 크게 하기 위해 융기된 무늬가 있는 것이 특징이다. 보통 높은 곳을 오르거나 뛰거나 걷는 데 발을 쓰지만, 물건을 조작하는 데 사용하기도 한다. 사람이 걸을 때 한쪽 다리가 척추 수직축의 뒤쪽에 놓이기 때문에 에너지를 가장 적게 쓰면서 큰 보폭으로 걷기 위해 두 발 보행에 적응되어 있다. 엄지발가락은 다른 발가락과 모여 있고 튼튼한 인대가 엄지를 지탱한다. 엄지를 이루고 있는 뼈는 크고 튼튼하다. 발바닥은 발뒤꿈치 뼈로부터 발가락뼈 끝까지 세로로 활 모양의 구조를 이루어 걸을 때 충격을 흡수한다. 발등을 이루는 뼈들이 가로로 이루는 활 모양의 구조도 체중을 분산하는 데 도움이 된다.

어긋나면서 앞으로 가는 인생

사람이 걷는 모습을 보면 모든 것이 엇갈린다. 한 손이 앞으로 나가면 한 손은 뒤로 간다. 발도 마찬가지다. 한 발이 앞으로 나가면 한 발은 뒤에 남는다. 손과 발도 엇갈린다. 왼발이 앞으로 나가면 같은 왼손은 뒤로 간다. 엇갈리면서 앞으로 나가는 것이 걷는 모습이다.

내 몸 안에서도 일치하는 것보다 엇갈리는 것이 많다. 우리의 몸이 좌우측으로는 대칭에 가깝지만 자세히 보면 다 다르게 생겼다. 귀의 크기가 다르고 눈이 조금씩 다르게 생겼다. 팔의 길이와 다리의 길이도 조금씩 다르다. 인간의 몸 중에서 극도로 다른 것은 앞뒤의 모습이다. 모든 기관이 앞쪽을 중심으로 있고 뒤쪽에는 등과 엉덩이가 전부다.

다름은 틀린 것이 아니라 더 넓은 세상으로 나아갈 수 있는 출발이다. 우리의 주제는 다리에 있다. 두 다리가 엇갈리는 만큼 우리의 인생도 성공과 실패, 웃음과 눈물, 기쁨과 슬픔이 다 같이 자연스러운 현상이라는 것을 자연스럽게 받아들여야 한다. 진정한 행복은 내가 지금 처해있는 상황을 받아들이는 일이다. 인생철학을 이야기하는 것 같지만 두 다리를 이야기하기 위해서 빼놓을 수 없는 것이 사람의 생각이기 때문이다. 두 다리는 머리의 지휘 아래 움직이는 행동대장이다. 다리는 동물인 것을 강하게 각인시키는 원초적인 부위이며 실제로 살아 움직이는 동력이다.

  인생에서 먼저 할 일은 인생의 방향을 잡는 일이다. 그래야 행동대장인 두 다리가 그곳으로 안내한다.

  인생은 어긋나면서도 목적지로 이동하게 된다. 손과 발이 어긋나고, 오른손과 왼손이 어긋나고, 두 발이 서로 어긋나며 걸어도 결국은 목표를 향하여 가는 것이 인생이다. 나를 진정으로 사랑한다면 나 자신을 목적지에 옮겨 놓아야 한다. 그리고 걷는 행위, 즉 인생 자체를 즐겨야 한다. 인생은 과정이기 때문이다.

  우리가 사는 세상은 혼자서 살 수 있는 세상이 아니라 모여서 공동체를 이루고 살아가는 거대한 사회다. 사회 안에서 나를 지키는 방법은 남을 배려하는 마음이라는 것을 다시 한 번 생각해 볼 때다. 도토리나무가 도토리를 만드는 것은 생존전략이다. 세상을 아름답게 만드는 꽃이 꿀을 만드는 것은 자신이 세상에 살아남기 위한 존재방식이다. 베풀어야 친구가 생기고, 나누어야 이웃이 생긴다. 혼자 살 수 없다면 베풀고 나누어야 한다.

사람의 걷는 모습을 보면 인생을 파악할 수 있을지도 모른다.
「걸으면서 눈치챈 것」이라는 시다.

걷는다는 것은 산다는 것과

동의어일지도 모른다

걷는 것을 자세히 관찰해보면

산다는 것의 의미도

알아낼 수 있을지 모른다

한 팔이 앞으로 가면 다른 팔은 뒤로 간다

한 발을 앞으로 내밀면

다른 발은 뒤로 쳐진다

두 팔의 어긋남과 두 발의 어긋남의

연속이 걷는 모습이다

연속적이면서도 이어지는

팔과 다리에서

삶은

그리 만만치 않은 것을 느낀다

그래, 어긋남의 반복이 삶이었구나

흔들리면서

한 방향으로 가는 것이었구나

두 다리는 가교架橋다

　두 다리는 세상을 잇는 다리다. 견우와 직녀가 만나는 곳이 오작교烏鵲橋다. 까마귀와 까치가 만든 다리다. 건널 수 없는 공간을 걸어서 건널 수 있도록 만든 것이 다리다. 하늘에 다리를 놓든, 물 위에 다리를 놓든, 산과 산 사이를 잇는 다리를 놓든 걸어서 건널 수 있는 것이 다리다.

　사람은 만나야 한다. 만남을 통해 일이 생기고, 일을 마무리할 수 있다. 오작교는 까마귀와 까치가 하늘의 왕의 뜻을 거부하고 놓은 사랑의 다리다. 사랑하는 사람인 견우와 직녀가 만날 수 있도록 하늘에 놓은 다리다.

　내용은 알려진 바와 같다. 하늘에 한 왕이 있었는데 예쁜 딸이 있었다. 이름은 베 짜는 여인 직녀織女였다. 베를 잘 짜는지 하늘나라 사람들은 옷 걱정을 하지 않아도 됐다. 소 치는 아이 견우가 있었다. 어찌나 소를 잘 모는지 농사 걱정을 하지 않아도 됐다. 견우와 직녀는 눈이 맞았다. 견우와 직녀는 결혼을 하자 사랑에 빠져 일을 게을리했다. 왕은 화가 났다. "모든 사람들이 열심히 일하고 있는데, 너희 둘은 놀기만 하니 견우, 넌 동쪽에서 살고 직녀, 넌 서쪽에서 살아라." 화가 난 왕은 둘이 따로 살도록 했다. 그리고 일 년에 한 번만 만나도록 했다.

음력 7월 7일에 은하수에서 만날 수 있었다. 하지만 견우와 직녀는 은하수 강을 사이에 두고 서로의 이름을 부르며 울었다. 그들의 눈물이 은하수와 땅에 떨어졌다. 하도 울어서 장마가 졌다. 까마귀와 까치가 은하수 사이에 다리를 만들어 주었다. 더 이상 홍수가 나지도 않았다. 까마귀와 까치가 만든 이 다리는 오작교라고 불렀다.

두 다리가 있어도 다리가 있어야 만날 수 있는 견우와 직녀처럼 사람과 사람을 연결하는 다리가 가교架橋다. 일등 공신은 두 다리다. 내 다리가 선택해서 간 길에는 다 이유가 있다. 마음과 몸이 함께 간 길이다. 굳이 변명을 할 필요가 없다. 만나야 할 사람은 결국 만나고, 일어날 일은 결국은 일어난다고 한다. 운명을 피할 필요가 없다.

당당하게 고난이 오면 고난을 받아들이고, 성공이 오면 성공을 받아들이면 된다. 겸허히 다가오는 인생을 받아들이는 것이 필요하다. 고난도 견딜 만큼만 온다고 한다. 두려워할 필요가 없음을 암시해주는 말이다.

인생을 건너려면 다리를 만들어야 한다. 성공하고 싶으면 성공의 다리를 만들어야 한다. 흔히 말하지만 이루고 싶은 만큼 땀을 흘려야 한다. 그리고 땀을 흘린 만큼 이루어지리라 믿는다. 하지만 세상은 그렇지 않다. 세상을 오래 산 만큼 성공하는 것도 아니다.

인생은 과정이다. 그래서 인생을 걷기에 비교한다. 걸어서 얻을 수 있는 것을 계산하면 시간낭비일 수도 있다. 다른 것을 얻는 것이 더 간절한 만큼 걷기는 시간을 잡아먹는 괴물일 수도 있다. 하지만 세상의 대부분은 가졌다고 해서 끝이 아니라 계속되는 하나의 과정일 뿐이다. 성공도 과정이고, 성공 후에 할 일이 더 많다. 인생을 잘 사는 것은 '지금'을 잘 사는 외에 그 어느 것도 아니다. 큰 것을 이루었다 해도 지금 웃고 있지 않다면 무슨 의미고, 지금 다 잃었다고 해도 지금 웃고 있으면 다 가진 것과 다르지 않다. 오늘을 살고, 지금을 살아야 한다. 무엇보다 중요한 것은 '내가 지금 처해 있는 그대로를 만족하라'는 것이다.

뿌린 대로 거두리라

우리 속담에 "콩 심은 데 콩 나고 팥 심은 데 팥 난다"는 말이 있고 성경 말씀에도 "뿌린 대로 거두리라"라는 말씀이 있다. 지금의 내 몸을 이루고 있는 것은 그동안 내가 먹고 마신 것들로 채워져 있다고 한다. 술과 맛있는 음식에만 탐닉했으면 내 몸도 술과 맛있는 음식으로 이루어져 있을 것이다. 당연히 육체도 쾌락을 좇아가려 하는 특성을 배웠을 것이다. 식물성 음식을 주로 먹고 순한 음식을 먹었다면 내 몸도 순하고 부드러운 심성을 가지게 되었을 것이다. 지금 내 몸을 이루고 있는 것들이 그동안 먹고 마신 것들로 구성되어 있으니 먹은 음식에 몸도 귀 기울였을 것이다. 몸을 만드는 것은 먹은 음식으로 만들어지니 원천을 무시하지 못했을 것이다.

분명 내가 지금 서 있는 현재의 상황은 내가 만든 결과물이다. 마찬가지로 십 년 후의 내 모습을 만드는 것은 내가 지금 행동하고 생각하는 것들의 결과물일 것이다. 행동은 마음의 그림자다. 육체가 마음을 좌우하기도 하지만 대부분의 경우 마음이 육체를 움직인다.

지금 내 인생도 내가 생각하고 행동한 대로 만들어져 있을 것이다. 내가 살아온 세월 동안 생각하고 행동한 모습이 지금의 내 자리에 서 있게 했을 것이다. 내가 생각하고 꿈꾸어온 것들이 하루를 만들고, 내가 행동하고 만나온 사람들이 차곡차곡 쌓여 지금의 나를 만들었다.

나는 문학에 대한 그리움이 남아있다. 글을 쓰면서 즐거움을 느낀다. 내가 즐겁게 하는 일이 드문데 글 쓰는 일이 그중 하나다. 어릴 적 나는 막연하게 시인이 되고 싶었다. 시인이 어떤 존재인지도 몰랐다. 그냥이란 말이 적당하다. 그냥이란 말에서는 풀냄새가 난다. 어디에서 근원하는지는 몰라도 마음 한구석에서 솟아나는 의욕이다.

내가 태어난 환경의 어디에서도 시와는 거리가 멀었다. 집안사람 중에 문학을 하는 사람도 없었고 나는 글을 어떻게 써야 할 줄도 몰랐다. 탄생과 죽음도 우연의 산물처럼 보인다. 하지만 가만히 들여다보면 열망이 사람을 만들어가는 것을 알게 된다. 마음속에 묻어두었던 씨앗이 세월이 지나면서 발아하고 커가는 것을 확인하게 된다. 어디에선가 내 가슴속에 묻혀있던 소망의 씨앗은

싹트기 마련이다. 막을 수 없는 동력은 꿈 안에서 자란다.

  내가 시를 쓰게 된 것도 그러한 맥락에서 찾을 수 있다. 나는 누나에게서 이런 이야기를 들었다. 아버지에 대한 이야기다. 나의 기억 속에는 없는 이야기다. 봄이면 아버지는 산에 나무를 하러 갔다가 나무는 해 오지 않고 나무 대신 진달래꽃을 지게에 가득 지고 오셨다고 한다. 꺾어온 진달래꽃을 큰 항아리를 비워 그곳에 꽂아놓고 즐기셨다고 한다. 마당에 봄이 한순간 활짝 피었다.
  우리 어머니도 꽃을 사랑하기는 마찬가지였다. 봄부터 가을까지 고향집의 뜰에는 꽃이 핀다. 봄을 알리기 위해 피는 진달래와 개나리가 고향집을 환하게 밝혔다. 꽃잔디가 붉게 작은 뒷마당에 피면서 고향집은 꽃잔치를 시작한다. 가난한 사람을 위로하기 위해 쌀밥처럼 하얗게 핀 조팝나무, 잎보다 먼저 붉게 가지마다 매달린 열정의 명자나무꽃, 꽃도 예쁘지만 열매가 더 예쁜 앵두나무, 층층나무라고도 불리는 산딸나무에 꽃이 피고, 이 꽃들이 질 무렵이면 다른 꽃이 핀다. 등꽃은 환한 대낮을 밝히고 고향집 마당은 꽃이 질 날이 없다. 우리 어머니의 정성으로 가꾸어진 마당이다. 우리 어머니가 치매로 요양원으로 가시기 전에는 내가 분홍찔레를 두 그루 옮겨다 심었는데 올해는 피었는지 궁금하다. 어머니는 지금은 꽃 이름을 모르신다. 하지만 꽃만 보면 반가워하는 모습이 얼굴에 그대로 담긴다. 타고난 꽃사랑이시다.

  나 자신을 있는 그대로 사랑하라. 모자라면 모자란 대로 사랑하라. 완성된 것은 어디에도 없다. 자연도 완성을 위하여 몸부림치지만 늘 한 곳이 비어있다. 바다를 채우기 위하여 시내와 강은 흘러가고 바다는 파도로 스스로를 채찍질하고 있다. 바람이 불어가는 곳은 바람이 비어있는 곳이다. 한 사람을 이 세상에 태어나게 한 것은 그곳이 비어있기 때문이다. 그곳을 가득 채울 사람은 단 한 사람, 나다.

나의 탄생지를 찬란하게 만들고 유적지로 만들어야 할 사람도 단 한 사람, 나다. 부족한 것은 자연스러운 모습이다. 지금 이 순간 내가 존재하는 모습 그대로를 사랑하라. 부족한 것을 사랑하는 것이 가장 아름다운 사랑이다.

〈중심을 향하여〉

식물이 저마다의 꿈을 세상에 펴놓은 것이 꽃이다. 적어도 자신이 핀 자리만큼은 환하게 만드는 꽃, 살아있음이 그대로 아름다움이다. 나는 감히 말한다. 모자라고 어리석은 자신을 사랑하는 일처럼 아름다운 일은 없다. 완성을 향해 달려가는 나 자신을 있는 그대로 사랑하라. 완성은 또 다른 완성을 위하여 달려가야 한다. 지금 이 순간에 내가 서 있는 그대로를 사랑하라. 진정 성공한 모습이다.

걷는 수행, 만행漫行

걷는 것만큼 버리는 일도 없다. 버리는 것 자체가 아니라 새로운 것을 얻기 위해 지금 가진 것을 버리는 일이다. 불가에서는 걸으면서 수행하는 것을 만행漫行이라 한다. 만행은 일반적으로 여러 곳을 돌아다니며 닦는 수행방법이다.

만행이란 말 대신에 '행각行脚'이라는 말을 쓴 것에서도 만행의 의미를 헤아릴 수 있다. 행각의 사전 의미는 어떤 목적으로 여기저기를 돌아다니는 것을 말한다. 다닐행行에 다리각脚이다. 두 발로 돌아다니는 것이다. 물론 불교에서는 여러 사찰을 참배하며 선지식을 만나 묻고 답하며 공부해 가는 운수행각雲水行脚을 말한다. 산과 들, 강이나 바다 그리고 사람들이 모여 있는 시장통이나 역사 유적지여도 무방하다. 깨달음을 얻을 수 있는 곳이면 스스로 어디든 선택할 수 있다. 마음을 내려놓고 두 다리가 안내하는 곳으로 가서 현장을 만나는 것이 만행이다.

　불교인이 아니더라도 일반인들이 할 수 있는 행위다. 보통 여행으로 표현해도 별 다를 바가 없다. 여행은 돌아오기 위해 떠나는 행위다. 대신 만행은 돌아오지 않아도 된다. 장소에 구애를 받지 않는다. 하지만 자신의 마음 안으로 세상을 받아들여야 하므로 귀환 장소는 만행을 하는 사람의 마음이다.

　만행은 여행이다. 종교적인 깨달음에 목적이 있는 것이 만행이고, 세상을 탐색하고 새로운 세상을 발견하고자 떠나는 것이 여행이다. 가보지 않고 어떻게 보고, 가보지 않고 어떻게 알 수 있을 것인가.

　요즘 한국인에게는 모자라서 병이 생기는 경우는 드물다. 밥을 굶어 영양결핍으로 생긴 병보다 밥을 너무 많이 먹어 과식으로 인한 병이 더 많다. 책 한 권도 사서 볼 수 없어 절대적인 정보량이 부족했던 과거와는 달리 이제는 정보량이 체할 만큼 너무 많아 걱정이다. 이제는 버리는 것을 배워야 한다. 너무 쉼 없이 일하고 채워 불행한 세대다. 도리어 나를 버리고 내려놓아야 행복해질 수 있는 세대가 되었다. 버린다는 것은 새로운 것을 끝없이 받아들일 수 있는 상황을 만드는 것이다. 세상을 살펴보라. 가진 자가 고민한다. 잃을 것이 없는 자가 고민할 것은 적다.

　고진도사가 제자 감을 데리고 시장을 지나고 있었다. 길을 건너는데 달리던 차가 급하게 서며 고진도사 일행에게 소리를 질렀다.

"야, 이 늙은이야. 눈도 없냐?"

고진도사는 아랑곳하지 않고 웃으며 길을 건넜다.

제자 감이 씩씩 대며,

"아니, 사람 많은 시장통에서 지가 잘못해 놓고는…."

하며 고진도사에게 화가 안 나냐고 했다.

"화는 낸 사람 것이란다."

"예!?"

"화를 내면 누가 힘들더냐?"

"화를 낸 사람과 상대방이지요."

"누군가 선물을 주었는데 받지 않았다. 그 선물은 누구 것이냐?"

"그야. 선물을 준 사람 것이겠지요."

"화를 내는데 받지 않으면 누구 것이더냐?"

"그야, … 화를 낸 사람 것이지요."

끊임없이 걸었고, 때론 걸으면서 동행한 사람과 때론 머물면서 만난 사람과 대화를 하면서 세상을 이해하고, 세상을 받아들이고, 세상을 바라보는 새로운 눈을 가지는 계기가 된다. 세상에 헛된 것은 없다. 내가 목적했다고 해서 이루어지는 것도 아니고, 내가 원하는 것을 이룰 수 있는 것도 아니다. 세상은 그저 나와 상관없이 이루어지고 있다. 하지만 중요한 것은 내가 세상의 한 사람이라는 것이다. 세상의 일원으로서 남에게 영향을 주고 있다는 점이다.

내가 누군가와 만나서 영향을 주고받듯 나는 누군가에게 보이지 않게 영향을 주고 있다는 것이 개인이 존재하는 이유다. 그리고 바른 마음으로 살아야 하는 이유다.

인생길은 모두 내 것이다. 내 것 아닌 인생은 없다. 두 다리가 가는 길이 인생길이다.

「길」이란 시 하나를 읽고 지나가보자.

사람 속에는 길이 하나씩 들어있다

바람이 막 지나는 길목에
실을 뽑아 거미줄을 치는 거미처럼
사람은 몸속에
숨겨놓았던 길을
뽑아내 길을 만든다

사람은 길을 잃을 수가 없다
어느 길을 선택해 가더라도
내 몸 속에 있던 길이다

두 다리가 안내하는 곳

　인생은 만남에 있다. 만남은 이동을 해야 가능한 세계다. 인생을 어느 곳으로 방향을 잡느냐에 따라 확연하게 달라진다. 두 다리가 안내하는 곳이 어느 곳이냐에 따라 달라진다. 눈물과 고난의 길을 스스로 선택한 사람도 있다. 조선 최고의 걷기 달인이 있다. 일생을 길 위에서 살다 간 사내, 김병연이다. 스스로 김립金笠이라고 자처하기도 했다. 삿갓립笠 자를 써서 김삿갓이라고 더 잘 알려진 인물이다. 우리나라 최초로 걷기를 스스로 선택한 인물이다. 하지만 불운한 사내였다.

　김병연이 20세가 되던 해 과거시험의 시제가 정가산의 충절과 김일손의 변절에 대한 비판이었다. 김병연은 김일손의 변절에 대해 강한 비판의 글을 쓰고 급제하게 되었다. 그때까지 김병연은 김익순에 대해 아무것도 모르고 있었다.

김병연이 급제한 후 어머니에게 과거시험의 시제와 자신이 쓴 답을 어머니께 말씀드리게 되었다. 그날에야 어머니로부터 김익손이 자신의 친할아버지가 인 것을 알게 되었다. 자신의 친할아버지를 손자가 비판하는 글로 벼슬을 하려한 모양이 되었다. 방어사防禦使로 있던 할아버지 김익순이 반란군에게 항복을 해 조정으로부터 참수를 당했다. 가족은 살려주기로 해 목숨만은 건지게 되었다. 가문에서 종노릇을 하던 사람의 집으로 가족이 피신하였으나 아버지는 도중에 사망했고, 어머니만이 살아남아 3형제를 키워냈다. 차남인 김병연은 어렸을 때부터 문장 솜씨가 뛰어나 20세의 나이로 과거에 응시했을 때 시제가 공교롭게도 자신의 조부인 김익순의 역적행위를 비판하는 내용을 쓰라는 시제였던 것이다. 시제 내용은 이렇다.

논정가산 충절사 탄금익순 죄통우천
論鄭嘉山 忠節死 嘆金益淳 罪通宇天

가산군수 충절로 죽은 정씨를 찬양하고, 하늘도 아는 선천부사 김익손을 규탄하라.

서슴지 않고 조부인 것을 모르고 김익순을 날카롭게 비판하는 글을 썼다. "이 나라의 신하로서 임금을 섬겨온 김익순은 듣거라. 정씨는 비록 벼슬이 낮은 문관이었으나 송나라 악비처럼 적에게 굴하지 않았으니 그 이름이 빛나지만 너는 적 앞에 무릎을 꿇은 한나라의 이릉처럼 비굴하기 그지없구나." 어머니로부터 김익순이 자신의 조부이자 자신이 그 손자라는 사실을 알게 되면서 충격을 받았다. 하늘을 볼 면목이 없다며 삿갓을 쓰고 전국 유랑을 떠났다. 방랑하게 된 것이 자신의 할아버지를 욕되게 한 것과 선조에 대한 부끄러움이었다.

 김병연이 방랑길을 떠난 것은 20세 때였다. 어머니가 할아버지 김익순의 존재를 해명한 후부터였으며 방랑길을 떠나기 전에 갓을 파는 집으로 가서 크기가 큼지막한 삿갓을 주문하고 집에서 긴 지팡이와 동국여지승람 등 지도책 등을 소지하고 떠났다고 한다. 어머니와 처에게는 홍성의 외가에 다녀오겠다고 하면서 자신은 사실상 정반대 방향인 북쪽의 금강산으로 첫 방랑을 떠났다. 한때 잠시 집을 들렀던 것을 제외하곤 사실상 가족들과 일체 연락을 끊은 채 영원한 이별이었다. 그야말로 생이별이었다.
 방랑을 시작한 후로 가족과 연락을 일체 취하지 않았으나 한때 그의 아들 김익균을 만나 3차례 정도 귀가를 권유받기도 했다. 하지만 매번 몰래 다시 도망했다. 사실상 마지막 방문지인 전라남도 화순에서 생을 마감한다. 아들 익균이 아버지의 죽음 소식을 듣고 화순으로 달려가 아버지의 시신을 강원도 영월로 운구하여 지금의 자리로 안장했다.
 시대와 불화하고 하늘도 보지 않고 지팡이 하나에 의지하여 생을 떠돈 김삿갓의 시는 아프고 시리면서 웃음이 절로 나오기도 한다.

書堂乃早知 서당내조지

學童諸未十 학동제미십

房中皆尊物 방중개존물

訓長來不謁 훈장내불알

서당에 와 있으나 알아차리지 못하네

배우는 아이들이 모두 열이 채 안되고

방 안에 있는 물건들은 모두 존귀하건만

훈장이 나와 보지도 않네

언뜻 보면 그럴싸한 보통 시지만 가만히 들여다보면 온통 욕이다. 〈조지〉〈십〉〈존물〉〈불알〉 모두 성적인 말이다. 한자로 써서 언뜻 모르게 포장했지만 욕이다. 그때의 욕이나 지금 사용하는 욕이 변하지 않은 것을 확인할 수 있어 웃음이 나온다. 천하의 그 유명한 김삿갓이나 지금 우리들이 상스럽게 쓰는 욕이 같다는 데에 묘한 동질감을 즐기게 된다.

하늘을 볼 수 없는 죄인이란 생각에 떠돌면서도 마음 안에 응어리진 원망과 역겨움은 해학으로 풀고, 풍자로 풀어내고, 걸으면서 스스로 풀어냈다. 세상에 대하여 비판을 하고 싶었을 것이다. 욕이라도 질펀하게 퍼붓고 싶었을 것이다. 조선 5백 년 역사에서 걷기의 달인은 김병연인 듯하다.

장점과 약점의 동거

머리가 가장 좋은 인간은 수영은 가장 못하는 동물 중 하나다. 다른 동물은 배우지 않아도 물속에 들어가면 수영을 한다. 하지만 사람은 배워야 겨우 하는 것이 수영이다. 사람이 수영을 못한다는 것은 야생상태에서 치명적인 약점일 수 있다. 다른 동물에 비해서 활동공간이 확연하게 준다는 것을 의미한다. 인간은 대신 머리를 활용했다. 인간은 물을 정복하기 위해서 배를 만들었다.

잘하는 것을 키워라. 부족하다는 것은 다른 장점을 가지고 있다는 것을 의미한다. 사람의 능력은 감자와 같다. 울퉁불퉁하다. 튀어나온 부분은 장점이고, 들어간 부분은 약점이다. 사람의 능력도 마찬가지로 누구나 어느 부분은 들어가 있고 어느 부분은 튀어나와 있다.

긍정의 심리학자 마틴 셀리그만은 말한다. 튀어나온 부분인 장점을 살리면 최고의 능력을 가진 존재로 성공할 수 있지만 움푹 들어간 부분을 보완하면 평균의 인간밖에 되지 못한다고. 그리고 장점을 살리면 단점도 보완된다. 가장 행복해지는 효과적인 방법은 자신의 강점을 들여다보고, 나의 강점을 일상생활 속에서 발휘하면서 사는 것이라고 충고한다. 울퉁불퉁한 것을 동그랗게 만드는 것보다는 울퉁불퉁한 그대로를 활용하는 것이 보다 적극적인 대응방식이다.

튀어나온 부분을 극대화해서 활용하면 남보다 뛰어난 능력 하나를 가지게 된다. 세상의 천재들은 바로 튀어 나온 부분을 적극적으로 활용한 사람들이다. 여러 가지를 골고루 잘하는 것은 중요하지 않다. 전인적인 모습이 이상적인 상태일 수도 있지만 그런 사람은 거의 없다. 완전하지 못하다고 하면 자신이 가진 특기를 살리는 것이 더 중요하다. 한마디로 단점보완보다는 장점 살리기가 훨씬 유리하다는 점이다.

 장점 중에서도 내가 잘하는 것, 내가 하고 싶은 일을 일찍 시작하는 것이 중요하다. 산을 즐기며 오르다 보니 산 정상에 올라가야지 산 정상에 오르기 위해 산을 오르다 보면 산을 오르는 일이 힘들고 재미가 없다. 산에 오른 성취감은 짧고 오르는 시간은 길다. 산을 오르는 긴 시간을 즐기면 산 정상은 더욱 즐겁다. 산을 오르다 쉬었다 다시 오르고, 힘이 들면 마음 편하게 내려오는 곳이 산이다. 인생도 마찬가지다. 하고 싶은 일을 즐기며 가는 것이 진정한 인생의 맛을 느낄 수 있는 방법이다. 무엇이 되고 싶은 사람은 무엇이 되고 나서 공허하다. 그래서 다시 또 다른 무엇이 도리어 뒤돌아보거나 즐기지 못한다. 목표지향적인 인간의 인생은 가파른 경사로 만들어진다.

제자 감이 고진도사가 기거하고 있는 방으로 찾아왔다.
"저잣거리에 다녀오면 저는 외톨이가 된 느낌입니다. 깨달음은 멀고 사람들은 오히려 저를 멀리하는 것만 같습니다. 어찌하면 좋겠습니까?"
"인생의 진정한 스승을 밖에서 찾으면 영원히 깨닫지 못할 것이라고 이야기하지 않았느냐."
"그래도 한 말씀 해주십시오?"
"웃음은 세상을 여는 열쇠고 땀은 성공을 여는 열쇠다. 열쇠는 네가 가지고 있지 않느냐?"
"열쇠를 제가 가지고 있다 하셨습니까?"
"그렇다. 남이 자신을 웃음으로 대하게 하는 열쇠도 자신이 가지고 있고, 자신의 성공 열쇠도 자신이 가지고 있는 것이다."
"…?"
"열쇠를 가진 자신이 열지 못하면 누가 열겠느냐. 네 열쇠를 네가 가지고 있지 내가 가지고 있지 않다. 지금 당장 만나는 사람에게는 웃음으로 대하고, 네가 정진하는 것만이 열쇠다."
"…!"

인생의 열쇠는 자신만이 가지고 있다. 누구도 대신해서 열어

줄 수가 없다. 도움을 받을 수 있지만 자신이 결국은 깨달아야 한다. 깨달음은 한순간에 온다. 깨닫고자 열중해서 찾아오는 것이 아니라 마음을 바라보다보면 자연스럽게 깨달음의 순간이 찾아온다. 인생의 방향도 마찬가지다. 목표를, 일을 즐기면서 하는 것 자체에 두면 마음도 여유로워지고 보다 창의적인 생각도 많이 가지게 된다. 과정을 즐기는 사람을 이길 수 있는 방법은 거의 없다. 목표 없는 사람은 길을 잃을 수 있기 때문에 목표설정을 중요하게 여기지만 내가 하고 싶은 일을 하면서 일을 즐긴다면 목표보다 무서운 집중력과 전문성을 가지게 된다.

발가락은 만능 연예인이다

 엄지발가락은 인체의 체중 이동과 중심을 잡는 데 중요한 역할을 한다. 보통 걸을 때는 먼저 뒤꿈치가 바닥에 닿고 마지막에 엄지발가락으로 땅을 차고 나가게 된다. 발가락 중에서도 엄지발가락의 역할이 그만큼 중요하다. 흔히 머리에서 발끝까지라고 하는데 머리는 머리의 정수에서부터 발끝은 엄지발가락이다.
 흔히 사람들이 걸음을 걸을 때는 발에 모든 체중을 싣게 된다. 특히 중족골의 첫 번째와 다섯 번째 사이 그리고 엄지발가락 사이에 생기는 삼각형 부분에 분산되어 체중이 실린다. 중족골은 발가락뼈의 안쪽에 있는 다섯 개의 뼈를 말한다. 발바닥을 지탱하는 역할을 할 뿐만 아니라 발등의 모양을 구성하는 중요한 부위다. 중족골은 발가락에 연결된 엄지발가락부터 1, 2, 3, 4, 5로 숫자를 부쳐 제1, 2, 3, 4, 5중족골이라 한다. 중족골은 발바닥과 발등을 이루고 있는 가늘고 길며 각각의 발가락에 연결되어 있다. 체중을 분산시키게 됨으로써 걸을 수가 있다. 인간 직립의 근거다.

　달리기를 할 때에도 마찬가지다. 달리기를 할 때에는 발가락 관절들이 서로 구부러지고 펴지는 행위를 반복함으로써 몸의 체중을 지지하고 지면을 밀어내는 역할을 해 준다. 발가락이 없다면 오로지 발바닥으로만 부하량을 견뎌야 하기 때문에 충격흡수가 되지 않아 관절에 무리가 온다. 소위 이러한 비정상적인 발바닥 형태를 평발 또는 평편족이라고 한다. 충격 흡수가 제대로 되지 않아 동일한 거리를 걸어도 피로도가 훨씬 크다. 반월처럼 생긴 발바닥이 자연스럽게 충격 흡수 역할도 함께 수행한다. 그리고 발가락이 없으면 로봇처럼 무릎을 높게 세워 우스꽝스럽게 걸어야 한다. 균형을 잡고 똑바로 서 있게 하는 중심적인 역할을 한다.
　손은 물건을 집기 위해 있고, 머리는 생각을 하기 위해 있고, 눈은 보기 위해 있다. 발가락은 사람의 균형을 잡는 역할을 할 뿐만 아니라 계속 걷기 위한 연결고리 역할을 한다. 발가락이 휘면서 디딤 역할을 하고 뒷발이 앞으로 나가는 것을 자연스럽게 해준다. 발가락 중에서도 엄지발가락이 균형을 잡는 데 가장 큰 역할을 한다.
　발은 인간의 신체 중 가장 더러운 기관이라는 불명예를 뒤집어쓰고 산다. 발바닥보다도 못한 놈이란 욕을 하기도 한다. 냄새

또한 항문과 더불어 불쾌하다. 발꼬랑내라고 한다. 인체의 하중을 다 받아내면서도 인간의 기본욕구인 이동할 수 있는 중요한 일을 하면서도 푸대접을 받는다. 가장 고된 일을 하면서도 애석하게도 칭찬을 별로 받지 못한다. 씻기도 가장 불편한 부위이다.

그러면서도 발은 묘한 면을 가지고 있다. 동서고금을 막론하고 성적인 함의를 가지고 있다. 성적 페티시즘Sexual fetishism 또는 페티시는 사람이 아닌 물건이나 특정 신체 부위 등에서 성적 만족감을 얻는 것을 말한다. 사전적인 정의는 숭배를 일으킬 수 있는 물건 혹은 부분인데 참을 수 없는 욕망의 표현이다.

과거에는 변태 성욕으로 치부되어 왔으나 근래에는 인간의 성욕 중 하나로 여겨지고 있다. 요즘은 페티시즘 성향이 있는 사람들은 함께 동호회 활동으로 욕구를 해결하기도 한다. 페티시즘이 있는 사람은 이성이 착용하였던 속옷이나 의류를 통하여서도 성적 흥분을 느끼기도 하는데, 거래를 하기도 한다. 심한 경우는 남의 속옷을 훔쳐가기도 한다. 페티시가 아니라고 여겨지는 얼굴 가슴 엉덩이에 대한 페티시를 제외하고 페티시계에서 가장 많이 선호되는 부위가 바로 발이다. 맨발의 자극과 치마 속에 일부 감춰진 다리가 주요고객이다.

〈무릎과 무릎사이〉라는 영화가 나온 것도 마찬가지 원리에서다. 인간의 성적 욕구는 무죄다.

고진도사가 한가롭게 툇마루에 앉아 있다.

"스승님. 야한 이야기 하나 해 드릴까요?"

제자 감이 웃으며 다가섰다.

"그래. 해 봐라."

"화 안 내실 거지요?"

"내가 언제 화내는 것 봤느냐?"

"그럼 아주 야한데 하겠습니다. 농부가 달구지를 끌고 가다 남녀 한 쌍을 태웠습니다. 둘은 싸우다가 달구지를 탔습니다. 남자가 훌쩍 먼저 올라탔습니다. 여자가 눈살을 찌푸리며 올라타면서 한마디 했습니다. '다리가 셋이니까 역시 빨리 올라타시는군.' 그 말을 들은 남자가 여자의 뒤통수에 대고 말했습니다. '입이 두 개니 역시 말이 많군, 그래.' 그러자 달구지를 몰며 듣고 있던 농부가 한마디 했습니다. '그래도 남는 걸 서로 주고 받는 맛에 사는 거 아니겠슈. 혼자 가지고 있어봐야 간수하기만 힘들어유.'"

"그게 끝이더냐?"

"예?"

"성기를 대낮에 드러내놓고, 벌리고 있어도 아름다운 게 꽃이다. 꿀을 주니 나비도 찾아오는 것이더구나. 우리도 오늘 '고춧잎'이나 따러가자!"

발은 굴욕이나 복종의 상징으로 쓰이기도 한다. 발바닥을 핥는다거나 발등에 입을 맞춘다거나 하는 것도 있다. 물론 하는 쪽이 복종하는 쪽이다. 하지만 진정한 위대함은 낮춤에 있다. 교황이 다른 나라를 방문할 때 그 나라의 땅에 입을 맞추고 죄인의 발을 씻어주고 그의 발에 입 맞추는 행위는 숭고하다. 최고의 경배다.

걸음걸이를 보면 성향을 알 수 있다

　사람들의 걸음걸이는 모두 비슷해 보이지만, 자세히 들여다보면 모두 다르면서 어설퍼 보인다. 사람의 성향을 알 수가 있다. 그리고 재미있다. 종종걸음을 걷는 사람을 보면 마음도 종종 거린다. 성큼성큼 걷는 사람을 보면 마음도 성큼성큼 앞서간다. 몸을 꼬듯이 엉덩이를 흔들며 걷는 사람은 마음도 꼬여있다. 반면 꼿꼿하면서도 어깨를 세우고 경직되어 보이는 사람은 성격도 경직되어 있다. 마음의 모양대로 사람들은 걷는다.

　자신이 자신의 걸음걸이를 촬영해서 보면 웃음이 나올 정도로 무언가 엉성하고 어정쩡해 보인다. 어색하다. 나 자신의 걸음걸이가 어색하고 자신 같지 않다. 사람의 걸음걸이만큼 개성이 드러나는 것도 없다. 백이면 백, 천이면 천 명 모두 각자의 고유한 걸음걸이를 가지고 있다. 걷는 모습을 보면 은근히 틀린 자세로 걷는 경우가 많다. 보행습관은 어깨나 등 척추에 나쁜 영향을 줄 수 있다. 가능한 빠른 시간에 고치는 것이 바람직하다.

살아있는 생명의 숙명인 무한반복의 걷는 행위다. 타고난 숙명이 반복이라면 당연히 반복에서 오는 조그만 차이가 사람을 바꿀 수 있다. 다 같은 오늘로, 비슷한 생활양태를 보이는 사람들이지만 조금 다른, 같은 날의 사용으로 인생이 바뀐다. 사람의 걸음걸이도 마찬가지다. 다 같아 보이지만 분명 다르다. 이 다름이 사람의 건강을 그대로 반영한다.

신발을 질질 끌고 다니는 걸음걸이도 있다. 관상을 보는 사람들이 이런 사람의 인생을 보면 인생도 질질 끌려 다니는 인생을 사는 경우가 많다고 한다. 신발을 질질 끌고 다니는 경우 배를 앞으로 내밀고 걷는 자세 때문에 발생하는 경우가 많다. 복부 비만인 경우, 엉덩이 근육이 약한 사람일 수가 있다. 복근이 약한 젊은 여성들도 대부분 신발을 끌고 다닌다.
  멋지고 당당한 걸음걸이가 활기찬 인생길을 안내한다. 바른 걸음걸이는 바른 인생의 출발이다.

발로 보는 운세, 족상

발로 보는 사주, 족상은 손금이나 관상보다 오히려 더 많은 것을 나타내고 있다고 이야기하기도 한다. 하지만 재미로 보기 바란다.

얼굴이 사람의 간판이지만 발에도 관상만큼 인생의 길을 알려주는 지도가 들어있다고 한다. 먼저 좋은 족상으로 발가락이 긴 족상이다. 긴 발가락을 갖고 있는 족상은 머리가 좋고 창의력이 뛰어나다. 예술가들에게 주로 나타나는 이 족상은 상상력이 뛰어나고 새로운 것을 창조하는 창의적인 발상을 직업으로 하는 사람에게 좋다. 굵고 큰 족상은 무인 기질을 가지고 태어난 족상으로 호탕한 성격을 가진 사람이다. 사업이나 장사로 성공하기 좋은 족상이다. 그리고 엄지발가락이 크거나 긴 족상은 인내심이 뛰어나 근성이 있어 마음먹은 일을 끝까지 해내는 성실함을 가지고 있다. 뚜렷한 자아의식을 바탕으로 추진력이 뛰어나다. 발가락의 모양을 보고 판단하는 족상도 있다. 두 번째 발가락이 유난히 긴 족상의 경우는 돈보다는 명예를 더 우선시하는 성향이 있는 족상이다. 정치 혹은 학자로의 자질을 타고난 사람에게 나타난다. 발꿈치가 두껍고 넓은 족상도 있다. 말년에 자수성가하여 편안하거나 자식 덕을 보는 족상이다. 말년에 편안한 노후를 즐길 수 있는 족상이다.

손금과 마찬가지로 족상도 단순히 발안에 그어진 발금의 모양으로 운세를 확인하는 것이 아닌 전체 모양과 골격, 표피 그리고 냄새까지 확인한다. 조금 더 들어가 보자. 발의 모양은 형태와 모양이 모나지 않고 조화롭게 생겨야 한다. 발금으로도 운명을 점친다. 2번째 발가락을 행해 올라가는 선에 주목하라. 선이 진하고 직선형일수록 좋은 운세다. 발이 유연하게 뒤로 젖혀진다면 좋은 것이 아니다. 역마살이 있다.

좋은 것이 있으면 나쁜 것도 있다. 발의 모양으로 먼저 보는데 변형이 심하고 선이 흐릿하며 재앙을 뜻하는 가로선이 뚜렷한 족상은 나쁘다. 발의 크기로도 본다. 작은 발의 경우는 의지가 강한 사람이 많은 족상으로 정직하고 바른생활을 하는 사람이 많다. 한 가지 일에 집착해서 끝을 내는 성격에 많다. 한 가지 일을 파고드는 일을 선택하면 좋다. 보통크기의 발은 평범하지만 출세와 명예 운이 좋은 발이다. 굵고 커다란 발가락과 발은 무인의 기질, 호방한 성격을 가진 사람이 많으며, 큰 사업가가 되거나 장사에 성공하기 쉬운 사람이다.

가운데 발가락이 엄지발가락보다 긴 발은 운이 강하고 개척정신이 뛰어나며, 어떤 역경도 잘 헤쳐나갈 수 있는 사람이며, 지혜로운 사람이다. 발가락이 동그랗고 작은 발은 강한 의지력과 집착력, 정직함을 추구하는 강인한 인품과 지조를 가진 사람이다. 너무 크지도 작지도 않은 알맞은 발이 의외로 사회적으로 명예를 얻거나 출세운이 강하다. 끝으로 발꿈치가 두껍고 넓은 발은 말년에 자수성가한다. 인생 후반기를 편안하거나 자식의 덕을 많이 보는 사람의 족상이다. 초년복은 다소 약하나 말년에 편안한 노후를 즐길 수 있다.

손금과 마찬가지로 족선이 품고 있는 특징이 있다. 족선은 발바닥에 나 있는 선을 말한다. 선이 진하고 직선형일수록 좋은 운세다. 좋은 족상은 전체적인 발의 모양이 모나지 않고 발가락이 균일하며 세로선이 진한 것이 좋은 족상이다.

가장 강한 힘을 가지고 있으면서 가장 많은 운동량을 가진 곳이 두 다리다. 우리의 몸을 책임지면서 우리의 운명을 책임지는 발이다. 오늘은 조금 더 관심을 갖고 인생의 동반자로 받아들여 주었으면 한다.

이 시대의 걷기 달인, 황안나

　65세에 땅끝마을에서 고성까지 국토종단을 하고 나서 우리나라 해안선을 걸었다. 국토종단보다 몇 배나 길고 힘이 들었다. 신발이 세 켤레가 떨어지도록 걸었다. 그때 황안나 님을 만났다. 그 자리에서 내게 전해준 말이 지금도 생경하다. 어머니 혼자서 사시는 것이 안타까워서 자식들이 돈을 모아 집을 지어드리겠다고 했더니 어머니가 그러셨단다.
　"내 나이가 70만 되었어도 니들 말을 듣겠다만 지금은 아니다."
　그런 어머니의 고집을 꺾을 수가 없었다. 혼자서 농사를 짓고, 밥을 해서 드시는 것이 안타까워서 서울로 모시겠다고 했더니 어머니는 그러셨단다.
　"내 나이가 70만 되었어도 니들 말을 듣겠다만 지금은 아니다."
　같은 말을 되뇌셨다.

그렇게 어머니께서 젊고, 다시 할 수 있을 것 같은 나이로 70세를 그리워했는데 황안나 님의 나이가 70세라고 했다. 그러면서 글쓰기 공부를 다시 시작했다고 했다. 어머니가 그토록 그리워한 나이가 되었으니 다시 시작한다는 말씀이셨다. 정말로 외치고 싶은 말이다.
"내 나이가 어때서?"
한창 젊은 나이, 70세! 만세! 다시 시작하는 나이, 70세! 만세다.

황안나 님은 걷기의 달인이다. 황안나 님은 정년을 넘어서야 새로운 인생을 찾은 분이다. 작은 키에 똘망똘망한 눈동자와 목소리가 살아있는 분이다. 몽골, 바이칼, 캄보디아, 베트남, 네팔 그리고 스페인의 순례길을 다녀왔다.

황안나 님은 교사직을 정년퇴임하고, 처음으로 국토종단에 나섰다. 전라남도 해남의 땅끝마을에서부터 강원도 고성까지 걸었다. 그때 나이 65세였다. 이유는 없다. 걷고 싶었을 뿐이라고 했다. 남편은 말도 없이 국토종단을 하는 아내를 만나서 길거리에서 창피한 줄도 모르고 함께 펑펑 울었다. 남편은 내가 무슨 잘못을 그리 크게 했기에 이런 고생을 일부러 하느냐고 자책했고, 황안나 님은 그런 남편이 안쓰러웠다.

황안나 님은 만날 때마다 느끼지만 재담이 뛰어난 분이다. 그리고 항상 소녀 같다. 아담한 체구의 어디에서 그런 재미와 강단이 나오는지 신기하다.

국토종단을 하고 내서 낸 책이 『내 나이가 어때서?』다. 출간을 계기로 여자로서는 흔치 않은 주례도 섰고, 방송출연도 자연스럽게 하게 되었다. 책의 앞부분에 이런 글이 있다.

여자는 혼자서 여행을 떠나고 싶어 한다.
모든 여자의 영원한 꿈은 혼자 여행하는 것이다.

여자는 고독한 모습으로 존재할 때가 아름답기 때문이다.
여자의 깊은 가슴 속에는 항상 메워지지 않는 빈자리가 있다.

결국 아이들이 커서 어른이 된 날
여자는 모든 그물에서 해방된다.
그때 자기 자신을 돌아보면
이미 오십이 가까워진 나이가 되어 있음을 발견한다.

그렇지만 이제부터야말로 여자는
자기 자신으로 돌아갈 수 있는 시간이 된 것이다.
이제까지 놓친 시간이 아무리 길고 아깝다 해도
그런 생각하지 말기로 한다.

사람이 산다는 것은 그렇게 자기가 존재하고 하고 싶은 자리에
자기 자신을 놓아두는 것이다.

라고 적고 있다. 일부만 적은 내용이다.

황안나 님은 65세라는 적지 않은 나이에 국토종단을 하면서 이렇게 술회했다. "종단하면서 제일 힘들었던 것은 걸레처럼 부르트고 너덜너덜해진 발바닥의 아픔이 아니라 해 질 녘 낯선 거리에 서서 무거운 배낭을 짊어지고 오늘은 어디에서 자야 하나를 생각할 때였다. 매일 밤 맞이해야 하는 그 낯섦이라니…"라고 적었다. 그러면서 강하게 억양을 준 듯한 말을 발견한다. 이 말은 꼭 하고 싶었던 말 같다. "나 역시 내일을 담보로 오늘을 희생하고 싶지 않다. 무엇을 하기에 '오늘'은 항상 가장 적합한 날이다. '지금'이 아니면 도대체 언제 자기가 원하는 것을 해본단 말인가!"

혼자 걸어본 사람은 안다. 쓸쓸함이 끝까지 따라온다. 적막이 고독이 되고, 자유가 눈물이 되는 것을 경험하게 된다. 자유란 말이 허망하게 들리고 어느 순간 누군가에게 구속되었으면 싶을 때가 있다. 자유는 진정으로 위험한 것이다. 혼자 있을 때의 자유는 고독이기도 하다. 황안나 님도 비슷한 것을 토로하고 있다. "자유로운 만큼, 딱 그만큼 외로워지는 건가 보다. 물론 여행만 그런 게 아닐 게다. 그러나 자유를 누리자면 고독과 쓸쓸함도 함께 견딜 줄 알아야 할 것이다"라고 한다.

여행을 혼자 하려면 너그러워져야 한다. 자신에게 너그러워지고, 타인에게 너그러워져야 여행은 구수하고 넉넉해진다. 황안나 님과 이야기하면 시간 가는 줄 모른다. 그런 만큼 책도 재미있다.

남자가 여자에게 가장 먼저 배워야 할 것이 수다가 아닌가 싶다. 남자가 집에서 왕따가 되는 이유는 수다를 떨 줄 몰라서다.

『내 나이가 어때서?』라는 책에 나온 내용 중에 기억에 남는 것은 어머니에 대한 내용이다. 다시 적어본다.

아흔 살이신 어머니는 경기도 포천에서 혼자 농사지으며 지내신다. 기력도 없이 기어 다니며 밭일을 하시는 어머니. 여름엔 옥수숫대에 가려서 밭에 들어가 계신 어머닐 찾기도 어렵다. 귀도 어두워 잘 못 들으시기 때문이다. 어머니는 밭 매다 힘에 부치면 밭고랑에 그대로 누워 주무시기도 한다.

"엄마, 그러다가 밭고랑에서 돌아가시면 어떻게 해요?" 하루는 걱정이 되어 그렇게 여쭈니 "그렇게 죽으면 얼마나 큰 복이냐!" 하신다. 정을 쏟은 만큼 보답하는 농사에 대해 어머니는 기특하고 고마운 일로 생각하신다. 하루 일을 마치고는 "해님, 고맙습니다. 오늘도 햇빛을 쬐어주셔서 농사를 잘 지었습니다. 내일 또 뵙겠습니다." 하며 지는 해를 향해 절을 하시는 어머니. 언젠가 애써 가꾼 옥수수를 누군가 따갔을 때, 어떤 인간이지 벌 받을 거라고 화를 냈더니 "그래도 우리가 더 먹는다." 하셔서 할 말을 잃게 하시던 어머니. 어머니는 종교가 없으시지만 어쭙잖게 신앙생활을 하는 나보다 훨씬 깊은 신앙인이라는 생각이 든다.

발가락 발톱에 별을 심다

 자기보호본능의 강한 흔적이 손톱이고 발톱이다. 장미의 가시와 같은 존재다. 인간의 손톱과 발톱은 치명적이지 않다. 물리적인 강력한 힘으로 사는 동물성에서 벗어난 까닭이다. 손톱과 발톱의 모양이 날카롭지 못하고 편평한 것에서도 확인할 수 있다.

 인간은 물리적인 힘보다는 머리로 살아가는 존재로 변모하고 있다. 손톱과 발톱은 이제는 치장용으로 문화적인 부분으로 한 단계 상승했다. 약육강식의 밀림에서 살아가기 위한 발톱이 아니라 상대방에게 예쁘게 보이기 위한 표식이다. 날카롭게 다듬는 것이 아니라 색을 입히고 손톱이나 발톱에 그림까지 그려 넣는다. 손톱과 발톱에 꽃과 별을 그려 넣어 살육의 흔적을 지운 지 오래다.

발바닥에 주름과 마찰력을 크게 하기 위해 융기된 무늬가 있다. 대부분의 영장류는 첫째발가락과 나머지 발가락들의 각도가 달라서 물건을 쥘 수 있도록 적응되었다. 보통 높은 곳을 오르거나 뛰거나 걷는 데 발을 쓰지만, 물건을 조작하는 데 사용하기도 한다. 사람은 발로 물건을 쥐지 못한다. 손이 발달해서 필요성을 상실했기 때문이다. 손을 상지上指라고 하고, 발을 하지下指라고 한다. 우리말로 하면 윗다리와 아랫다리인 셈이다. 손은 윗다리라고 할 수 있다. 상지와 하지가 분화하면서 인류의 거대한 족적이 시작되었다. 동물계에서 독립하여 독자적인 길을 걷게 되는 단초였다. 밀림이나 들판에서 나와 집을 짓고, 연장을 만들고, 농사를 시작했다.

상지와 하지는 더욱 분화되어 하지는 걷고 뛰는 용도로만 발전하고, 상지는 더욱 정교해졌다. 인간의 손가락은 엄지손가락과 다른 손가락과 함께 붙어있지 않고 독립되어 있다는 것이 가장 큰 특징이다. 그래서 엄지손가락 하나만을 치켜들면 최고라는 표시가 된다. 그리고 물건을 다루는 데 절대적으로 유리하다. 진화의 마지막 단계에 있는 것이 엄지손가락이다. 하지만 오늘의 주제는 발가락이다.

사람은 걸을 때 항상 한쪽 다리가 척추의 수직축의 뒤쪽에 놓인다. 에너지를 가장 적게 쓰면서 큰 보폭으로 걷기에 적당하도록 진화된 까닭이다. 인간의 기본걷기인 두 발 보행을 하도록 적응되어 있다. 엄지발가락은 엄지손가락과는 달리 다른 발가락과 같은 방향으로 되어 있고, 튼튼한 인대가 엄지를 지탱한다. 발에 분포되어 있는 뼈들은 세로로 활 모양의 구조를 이루어 걸을 때 충격을 흡수한다. 중족골들이 활 모양의 구조인 것도 무게를 분산하는 데 도움을 준다.

학자들은 말한다. 두 발 보행을 하도록 진화되는 과정에서, 뛸 수 있도록 먼저 진화한 뒤에 큰 걸음으로 걸을 수 있게 되었다고 한다. 발이라는 용어는 무척추동물이 움직일 때 쓰는 기관에도 적용된다. 연체동물이 기어 다니거나 구멍을 팔 때 쓰는 기관이나 절지동물의 발이 여기에 해당한다.

인간이 발톱에 달을 그려 넣으면서 강자의 면모를 문화로 승화시켰다. 다른 동물을 잡기 위해 사용하는 야수의 강인한 발톱이 아니라 달을 그리고 꽃을 그리고 별을 그려 넣는다. 여유의 삼매경이라고 할 수 있다. 폭력을 문화로 변화시킨 장소가 발톱이고, 손톱이다. 오죽하면 손톱과 발톱을 관리해주는 상품이 넘쳐나고 있겠는가? 발톱을 갈아 물리력으로 상대를 제압하기 위한 것이 아닌 상대방을 감동시켜 상대를 끌어들이는 고도의 문화상품으로 탈바꿈하고 있다. 그래서 예술이라고 한다.

네일아트는 손톱과 발톱이라는 작은 공간 위에 다양한 문양을 디자인해 예술적 감각을 표현하고 즐기는 행위다. 우리나라의 경우 20세기 초에 근대적 의미의 네일아트가 전해졌다. 손톱이라는 작은 공간에 다양한 색과 상상력, 반딧불 같은 착상과 창의력을 담아내는 손톱다듬기 또는 손톱에 문화를 입히는 것을 네일아트라고 한다. 작은 공간 속에 펼쳐지는 손톱문화가 고객의 맞춤 개성을 완성하고 사람의 기분까지 바꾸어 놓는다고 한다.

인간이 가진 육체의 한계를 넘어서고 있다. 지금의 과학이나 문명의 단계들이 불과 100년 전만 해도 신의 경지라고 했던 것들이 현실화 되고 있다. 다른 동물과 비교할 수 없도록 아주 멀리 달아나버렸다.

다시 말하지만 현대인은 불과 100년 전 사람과 비교하면 '초인'이다. 눈은 먼 우주를 관측할 수 있고, 아주 미세한 분자와 원자를 볼 수 있는 현미경을 가지고 있다. 멀리 떨어져 있으면서 서로의 소식과 현재의 모습을 알 수 있다. 텔레비전과 휴대폰의 등장은 인간을 더욱 초인의 세계로 안내하고 있다. 분명 현류인現類人은 누구나 초인이다. 오히려 자각하지 못하고 사는 현류인들이 오히려 이상하다. 100년 전에는 신이 할 수 있는 것들이 아주 어린 아이나 노인에게도 적용되는 일들이 지금 지구상에 벌어지고 있다.

두 다리의 독립이 만들어낸 변화다. 앞 다리였던 손이 독립하면서 급격하게 진화를 시작하다 과학기술의 누적이 또 다른 과학을 낳는 순환 고리 속에서 급속한 속도로 발전하기 시작한 것은 근대의 일이다. 작은 변화 하나가 큰 변화를 감당할 수 없을 만큼 변하게 하는 것을 확인하고 있는 현장이 지금의 지구다. 지구는 지금 또 다른 어떤 변화를 맞이하게 될지 모른다. 작은 변화가 큰 변화를 주도하게 되는 현장에서 두 다리의 건재함을 본다. 오늘도 걷는다. 초인임을 자각하면서. 아무리 세상이 변해도 걸어야 산다.

발은 오장육부다

인체는 하나의 작은 우주다. 살아 움직이는 소우주다. 마찬 가지로 인체의 한 부분은 인체 전체와 연결되어 있다. 전체와 부분이 서로 주고받는 거대한 조직체다. 그런 의미에서 '발'은 인체의 척도가 되며 건강의 척도라고 할 수 있다.

발은 변방에서 충성을 다하는 힘 좋은 행동대장이다.

가장 강한 힘줄과 가장 많은 근육을 가지고 거친 일을 마다않고 하는 상머슴이다. 주인을 위해 가장 낮은 자리에서 가장 많은 일을 하고 있는 우직하고 충성스런 머슴이다.

충성스러운 상머슴이 일을 멈추면 몸 전체에 문제가 생긴다. 발 건강은 전신건강의 기초라는 것은 이제 상식이다. 발 상태만으로도 사람의 건강을 짐작할 수 있다. 발에는 많은 모세혈관과 말초신경이 분포하고 있어 발 건강은 곧 몸의 건강으로 이어진다. 발에 관심을 많이 가지 사람은 말한다. 발에 숨겨진 언어들이 있다. 그 언어는 발에서도 가장 낮은 자리인 발바닥에 있다. 비밀을 숨겨놓기에 좋은 장소다.

발은 인체의 지도다. 발바닥 안에 인체가 다 들어있다. 그냥 하는 말이 아니다. 그만큼 발바닥에는 신경조직이 중앙통제실처럼 모여 있다. 그리고 신경조직은 온몸의 장기와 연결되어 있다. 그래서 인체의 축소판이라고 불린다. 발을 자극시켜주면 각 기관의 기능을 촉진시켜 줄 뿐 아니라 발에 나타나는 작은 현상만을 가지고도 몸의 전반적인 건강 상태를 점검할 수 있는 매우 중요한 부위다.

다섯 발가락은 장기의 얼굴이다. 발에 담긴 함의가 많고 깊다. 세상을 살아가는 데 균형을 잡게 하고, 유목의 근성을 깨닫게 하기도 하고, 아무런 불평도 없이 인체를 받아들이고 있는 것이 두 다리다. 발가락 중 엄지발가락의 경우에는 관리를 잘못하면 변형이 일어나기도 하는데 발가락이 휘면서 외관상 보기도 좋지 않을 뿐더러 신발을 신을 때와 걸을 때에 통증과 불편함을 유발시킨다.

발가락이 휘는 증상은 여성들에게 많이 발생된다. 이유는 바로 작은 키를 한 번에 크게 하는 하이힐 때문이다. 하이힐은 발뒤꿈치를 높여 키를 크게 하기 위해 개발된 신발이다. 뒤꿈치를 들어 올리면 당연히 체중이 앞으로 쏠리게 되고 발가락이 한곳으로 모이게 된다. 하이힐 구두를 신으면 체중이 발가락으로 쏠리면서 발가락에 몸무게 실리게 되는데 특히, 엄지발가락에 주로 실린다. 체중은 비정상적으로 엄지발가락으로 쏠리고 구두는 발가락이 가운데로 모이도록 디자인된 구두 때문에 자연스럽게 엄지발가락이 시작되는 뼈는 강하기 때문에 마지막 엄지발가락 관절이 휘어지게 되는 것이다.

문제의 발가락이 휘는 증상은 아름답고 싶은 여성의 아킬레스건을 건드린 신발로부터 비롯된다. 걸을 때 추진력을 줘야 하는 엄지발가락의 마지막 관절이 제 역할을 다 하지 못하여 발의 다른 부위에도 문제를 유발시켜 통증을 일으키기도 한다.

발은 많은 모세혈관이나 말초신경이 분포되어 있으면서 가장 먼 곳에 있어 혈액 흐름이 원활치 못하면 각종 질병을 일으키게 된다. 발에 이상이 생기거나 피로하게 되면 당장 걷거나 서 있기가 불편할 뿐 아니라, 척추나 혈액순환에도 지장을 초래한다. 다섯 발가락은 다 다른 신체의 장기와 연결되어 있다.

먼저 엄지발가락은 내분비, 뇌, 신경계통을 관장한다. 이상이 생기면 노이로제 · 치매 · 정신병 · 우울증 · 건망증 · 파킨슨병 · 간질 · 편두통 · 기억력 감퇴 · 눈병 · 귓병 · 요실금 등을 일으킨다. 또 성장과 발육 및 호르몬분비에도 지장을 준다. 엄지발가락의 굳은살은 당뇨가 나타나는 증상으로도 본다.

둘째 발가락은 신진대사, 소화계통을 관장한다. 둘째 발가락이 호리병 모양으로 잘록하면 위장이 약하다는 신호이다. 둘째 발가락을 자극하면 심한 불면증이나 눈의 피로, 차멀미를 치료할 수 있다.

셋째 발가락은 심장, 순환계통을 관장한다. 셋째 발가락에 이유 없이 통증이 있으면 여성의 경우 유방 발육이 나빠진다.

넷째 발가락은 감각, 골격, 신경계통을 관장한다. 쓸개와 관련이 있다. 심한 두통이나 눈이 침침하고 어지러울 때 주물러주거나 지압을 하면 좋다.

다섯째 발가락은 방광과 관련된 기관을 관장한다. 또한 두통·요통을 비롯한 신경계 질환과 비뇨기계 질환을 나타낸다. 다섯째 발가락이 'ㄱ' 자로 꺾여 있으면 정력이 약하다는 통설이 있다.
  우리가 무시해온 발가락은 의외로 많은 기관과 연결되어 있다. 각자 담당한 역할이 있고, 말없이 가장 먼 곳에서 자신의 임무를 수행하고 있다.

특히 특별한 외상이 없는데 엄지발가락 통증이 있다면 통풍을 의심해봐야 한다. 통풍의 초기 증상이 엄지발가락의 통증으로 오는 경우가 많기 때문이다. 통증이 있다가 발이 빨갛게 붓고 통증이 심하다면 통풍을 의심해봐야 한다. 작은 혈관이 지나는 엄지발가락에 통증이 오는 경우가 가장 많다. 우리들의 식생활의 변화와 퓨린이 많은 음식을 먹는 경우가 많아서 통풍 환자는 아주 많이 증가하고 있다. 젊은이들이 좋아하는 치맥 같은 것이 나쁘다. 치킨과 맥주다. 맥주는 막걸리나 와인 등 다른 술에 비해서 5배가량 높은 퓨린을 함유하고 있기 때문이다.

세상의 대부분은
사소한 것들의 집합이다

꼬리뼈는 사소해보이만 사람이 앉아있을 때 균형을 잡아주는 역할을 한다. 사람이 앉아있을 때가 적지 않으니 제법 필요한 부분이다. 우리는 착각에 사로잡혀 있는 것들이 있다. 세상에서 가장 중요한 것은 값이 없고 필요 없는 것이 가격이 뜻밖에 높다는 것이다.

지금 우리가 사용하고 있는 것들 중에서 가장 급한 것은 공기다. 공기의 값은 없다. 무료다. 다음으로 물이 필요하지만 물 값은 어느 것보다도 가격이 싼 재화이다. 다음으로 인간이 중요하게 여기는 것은 먹거리다. 쌀과 밀 그리고 보리 같은 주식용 재료다. 이들은 무엇보다도 중요하게 여기지만 생필품에 비하여 비교적 낮은 가격이 책정되어 있다.

인간이 바라는 바를 충족시켜 주는 모든 물건을 재화라고 하는데 가격이 비싼 것을 우선 떠올리면 흔히 금을 떠올린다. 금이 공기나 물 그리고 쌀, 보리, 밀 같은 주식용 재료보다 가격이 월등하게 높다. 중요도에 비하여 비싼 것들이 있다. 금이나 은 그리고 금강석이다. 이것들은 없어도 사람이 생활하는 데 불편이 없다. 하지만 무엇보다도 고가다. 중요하지 않은 것이 비싼 이유는 무엇일까. 한마디로 욕망의 극대화를 표현할 수 있는 재화이기 때문이다. 남이 가질 수 없는 것을 가질 수 있다는 특권의식의 발로다. 유치하고 졸렬해 보이지만 사회생활을 하면서 흔하게 나타나는 형태라는 점에서 인간의 의식을 알아볼 수 있는 기회다.

인생에서 가장 중요한 것은 사소한 것에 있음을 보게 된다. 논으로 나가 밭을 갈고, 친구와 만나 정담을 나누며, 늘 하던 일을 어제와 다름없이 그리고 평생을 살아온 행동 그대로 다시 시작하는 것이 중요하다. 반가운 사람을 만나면 웃을 수 있는 여유, 불편하더라도 조금은 참아줄 수 있는 배려, 어려운 친구를 위로하거나 쌀을 사서 건네 줄 수 있는 온정이 진정 중요한 것이다.

하루 종일 밭을 갈며 가을에 추수할 것을 기다려야 하는 마음으로 사는 사람과 국가의 안녕을 위하여 무역협정을 조약하고 있는 사람이나 인생의 가치가 다르지 않다. 비행기를 타고 수천 킬로미터를 가는 사람이나 달구지를 타고 십 리를 가는 사람이나 같은 시간이 필요하듯이 인생의 가치에 있어서도 다르지 않다.

중요한 것은 마음이다. 내가 오늘 산 인생의 가치가 나 자신에게 의미 있었느냐는 것이다. 밭에서 일을 하고 나무 그늘 아래에서 단 낮잠을 자고 일어나 행복했다면 정말 인생을 잘 산 것이다. 좁은 비행기 안에서 먼 거리를 날아가 중요한 무역협정을 타결하고 온 것이 의미 있었다면 오늘의 인생 값어치는 최고인 것이다. 무슨 일을 했느냐보다 중요한 것은 내가 지금 내가 하고 있는 일을 즐기고 있느냐에 달려있다.

제자 감이 감자밭에서 감자를 거두며 고진도사에게 물었다.
"어떤 일을 해야 제대로 사는 것입니까?"
"네 멋대로 사는 것이 잘 사는 방법이다."
"농담으로 받아들이지 마시고 한 말씀 해주시지요."
"나는 진담으로 한 말이다."
"그럼 좀 설명해주십시오."
"삶에 정답이 어디 있겠느냐. 내가 선택한 삶이 가장 멋진 삶이다. 감자가 가장 잘한 일은 감자를 맺는 일이고, 벼가 가장 잘한 일은 알곡을 만드는 것이다."
"…!"
"사소해 보이는 내 인생이 아름다운 선택이고, 보잘 것 없어도 내가 이룬 것이 큰 성공이다."

인생에서 진정 중요한 것은 살아있음을 온전하게 느끼고 내 길을 걸어가고 있느냐에 달려있다. 고통도 내 인생의 한 부분이고 쾌락도 내 인생의 한 부분이다. 무덤덤하게 살아가는 것도 내가 선택한 삶의 방법이라면 최선이다. 열정적으로 살아가는 것에서 즐거움을 느낄 수 있다면 가장 멋진 삶이다. 내가 선택한 길이 최선의 길이다.

사람이 살다가 소신껏 살아보지만 소신이 벽에 부딪힐 때가 있다. 의지대로 살아가는 것이 힘든 것을 알게 된다. 다시 개선해서 살아가는 것이 시행착오다. 오늘은 아름다운 날이다. 내가 지금 살아있다는 것이 힘겹지만 살아있음을 즐기는 내가 좋다. 인생은 넘어지는 것을 배우는 곳이 아니라 일어서는 것을 배우는 곳이다. 인생이 아름다운 건 일어서는 것을 배우기 때문이다. 나는 나 자신에게 이렇게 말한다.

"모든 일의 출발은 사람이고 모든 일의 마무리도 사람이다. 부족하고 어리석지만 그래도 아름다운 사람에게 영광 있으라."

제3의 다리

　남자의 다리를 이야기할 때 제3의 다리라고 하는 성기가 있다. 두 다리 사이에 달려 있다. 남성의 상징적인 면은 발기력에 있다. 유태인들은 아침에 발기되지 않는 사람에게는 돈도 빌려주지 않는다고 한다. 소변을 볼 때 소변이 발등에 떨어지는 사람과는 사업을 같이 하지 말라고도 한다. 남성성을 대표하는 것 중 하나가 성기능인데 하반신이 약해지면 성기능도 현저하게 감소된다.

　진화론에 의하면 인간은 두 발로 걷게 되면서 서서히 성기 내에 뼈가 퇴화가 되어 현재와 같은 상태가 되었다고 한다. 인간을 제외한 다른 영장류의 경우에는 뼈가 있다. 그리고 영장류의 성기는 다른 척추동물에 비해 작다. 하지만 인간의 성기는 다른 영장류에 비해 상당히 크다.

인간의 성기에만 귀두가 발달해 있다. 막 피기 전에 오뚝하게 자란 송이버섯처럼 생긴 귀두 부분이 있다. 남녀의 성교 상황을 촬영한 연구에 따르면 인간의 남근이 생각보다 강력한 힘을 가지고 있으며 사정 시에는 상당한 거리까지 사정된다는 것을 알 수 있다.

성연구의 대가로 인정받는 뉴욕주립대 고든 갤럽 교수 등의 연구에 따르면 남자의 성기에 모자를 쓴 것 같은 형태는 다른 사람이 사정한 정자를 긁어내기 위함이라는 것이다. 사실 원시시대에는 현재의 부부와 같이 고정적인 파트너가 없었다. 정자는 여자의 자궁 내에서 수 일간 생존할 수 있기 때문에, 예를 들어 여자가 48시간 이내에 두 명 이상의 성 상대자와 교접하는 경우 두 사람의 정자는 여자의 난자를 차지하기 위하여 경합을 한다. 이때 나중에 상대하는 남자의 정자는 교접 중 자신보다 먼저 사정한 다른 경쟁자의 정자를 밀어내고 자신의 정자를 안착시킨다. 다른 남성의 정자를 없애고 자신의 정자로 임신시키기에는 뾰족한 귀두로는 한계가 있었을 수밖에 없다.

이러한 성기를 가진 동물은 아주 많다. 인간의 남성 성기에 달린 귀두보다도 몇 배 교묘하고 확실한 장치를 가진 동물들이 많다. 『동물의 사생활』이란 책을 보면 폭넓게 그리고 일반적인 것임을 확인하게 된다. 인간에게 경쟁은 일상적이며, 동물뿐만 아니라 식물에게도 경쟁에서 살아남는 것은 치열한 노력의 결과다.

인간의 성기는 야생에서 생존하기에는 부적합하게 만들어져 있다. 여자의 몸은 너무 약하다. 거기에다 엉덩이는 크고 유방은 상시 부풀어 매달려 있어 야생상태에서 뛰고 달리기 힘들다. 야생 상태에서 섹스는 죽음을 감수하고 치러야 하는 행위다. 다른 동물의 습격으로부터 무방비한 상태가 되기 때문이다. 대부분의 동물의 경우 발정기가 따로 있지만 인간은 시도 때도 없이 성생활을 즐긴다. 인간은 종족 보존의 원초적 본능에 충실하다.

남성의 성기능은 테스토스테론 호르몬과 밀접한 관련이 있다. 테스토스테론은 남성성을 강하게 만들어준다. 하체가 부실하면 남성호르몬 양이 줄게 되고 테스토스테론 역시 감소되고 정력 감퇴와 무기력증으로 이어진다. 하체강화가 정력에 중요한 변수로 작용한다.

반대로 근육운동을 하면 우선 혈액순환을 촉진되고, 뇌를 활성화시킬 뿐만 아니라 건강하게 한다. 심장의 부담을 줄이고 심장을 강화시켜주는 효과가 있다. 뿐만 아니라 뼈를 강하게 하고 골다공증을 예방한다. 또한 혈액 속에 있는 지방을 연소시키며, 혈관의 저항을 적게 하여 뇌경색과 심근경색, 고혈압 등을 예방한다. 근육운동을 하면 체열이 올라가 장기를 활발하게 움직여 더위와 추위를 잘 타지 않는다. 노화현상을 더디게 하는 긍정적인 효과를 기대할 수 있는 것이 근육운동이다.

상체에 어깨와 팔, 몸통 부분인 가슴과 복부가 있지만 근육운동은 하체운동이 중요하다. 근육운동의 핵심은 앞서 설명한 바와 같이 엉덩이와 허벅지 그리고 종아리가 주요 대상이다. 가장 많은 근육량이 분포해 있는 곳이기 때문이다. 두 다리 운동을 하면 자연스럽게 정력을 보강할 수 있게 된다. 소위 보신탕이나 비아그라가 아니라 엉덩이의 곡선을 유지하는 것이 남성미를 유지하는 비결이다.

관절이 전하는 말

대부분의 관절은 배꼽을 중심으로 안으로 굽어져있지만 다리의 무릎관절은 밖으로 굽어진다. 허리, 목, 팔목, 손목, 손가락 관절, 대퇴부, 발목 등 사람의 관절은 대부분 배꼽을 중심으로 안으로 굽어지도록 되어있다. 자기보호본능이 그대로 몸으로 나타난 결과다.

모든 동물에게는 자기보호본능이 있다. 강자가 세상을 지배하고, 강자가 약자를 잡아먹는 급박한 상황에서 살아남기 위해서는 자기보호본능이 핵심이다. 자기보호본능의 핵심이 이기심이다. 사람의 핵심 본능이 이기심이라는 데에 동의하지 않을 수 있다. 배려와 봉사를 하는 인간사회가 현존하고 있는데 무슨 말이냐며 불만을 가질 수 있다. 하지만 살펴보면 이해가 간다. 살아남기 위해 마지막에 남는 것은 자기보호본능이고, 자기보호본능은 자신을 보호해야 하는 극단의 위기상태에 빠진다. 상대를 제압하거나 최악의 경우 상대를 죽여야 살아남을 수 있다. 나를 보호하기 위해서는 나 자신의 이익, 즉 생명을 보존하기 위해서는 이기적일 수밖에 없다.

이를 증명해주는 것이 놀랍게도 어머니의 사랑이다. 어머니의 사랑은 순수하고 천사와 같다고 한다. 가장 극진하고 아름다운 사랑으로 흠모를 받고 있는 것이 어머니의 사랑이다. 하지만 객관화시켜서 어머니의 사랑을 살펴보면 뜻밖의 결과에 도달한다. 어머니의 사랑은 극히 이기적인 사랑이다. 또한 한쪽으로 치우쳐진 편애偏愛다.

극진하고 전폭적인 어머니의 사랑은 내 자식에게만 국한된 사랑이다. 어떠한 상황에서도 내 자식만을 편드는 편애다. 살인을 하거나 죽을죄를 지어 현행범으로 사형장에 끌려가는 자식을 붙들고 우리 애는 그런 사람이 아니라고 한다. 자식이 밖에서 다른 자식과 싸우면 내 자식 편을 든다. 이유가 있어서가 아니라 자식에 대한 무조건적인 사랑이다. 내 자식이 삐뚤어지면 친구를 잘못 만나서 그렇지 내 자식이 그럴 리 없다고 한다.

그럼에도 우리는 어머니의 사랑을 숭고하다고 한다. 이유는 간단하다. 세상은 험하고, 살아가기에 벅찬 곳이다. 경쟁과 투쟁이 일상화한 곳이 세상이다. 자식을 보호할 안전판이 필요하다. 어머니의 일방적이고 무조건적인 사랑이 아이가 성장하기까지 필요하다. 어머니의 사랑이 없다면 어린아이가 성인이 될 때가지 지켜줄 존재가 사라진다. 어머니가 아버지와는 다른 사랑을 가진 것은 생명의 보호자로서의 역할이 필요하기 때문이다. 그래서 어머니는 아이의 천사다.

사람이 이기적이라는 것을 재미삼아 적어본다. 순전히 유머다. 이거 가지고 인간 모독했다고 소송을 걸 생각을 마라.

양계장의 닭이 소에게 불평을 늘어놓았다.
"사람들은 참 나빠. 자기네는 산아제한을 하면서 우리에게는 무조건 알을 많이 낳으라고 하잖아."
그러자 소가 말했다.
"그건 아무것도 아니야! 수많은 인간들이 내 젖을 먹으면서 나를 엄마라고 부르는 놈을 한 번도 못 봤거든."
소의 말에 기분이 좋아진 닭이 즐거워하며 말했다.
"맞아, 맞아. 날지도 못하는 두 손을 가지고 내 날개를 우습게보지."
소도 한마디 거들었다.
"그래, 그래. 인간들은 뿔도 없는 데다 대머리도 봤어. 우습지. 인간의 머리통은 망가진 우주인 얼굴을 닮았다니까."

생명을 가진 동물은 이기적이다. 사람도 마찬가지로 이기적이기는 마찬 가지다. 결국 자기보호본능이 이기심이고, 이기심이 자기를 보호할 수 있는 방법이기도 하다. 우리의 관절이 이를 잘 설명해준다. 인체의 앞부분에 있는 배꼽을 중심으로 관절들은 안으로 굽어있다. "손은 안으로 굽는다"는 말이 바로 이기적인 생각과 행위를 정당화시킨 말이다.

하지만 대부분의 관절이 안쪽으로 굽어있지만 예외인 곳이 있다. 바로 무릎 관절이다. 무릎 관절은 밖으로 접어지게 되어 있다. 두 가지 의미가 있다. 하나는 걷는 행위가 바로 버려야 하는 행위이기 때문이다. 버리지 않고 앞으로 나아갈 수 없다. 내가 지금 서 있는 자리를 버려야만 앞으로 나아갈 수 있다. 새로운 상황을 만나기 위해서는 지금의 상황을 버려야 한다. 발자국을 버려야 새로운 발자국을 만들 수 있다. 모두가 이기적일 때 남에게 다가서기 위해서는 이타적인 것을 가져야 한다는 가르침이다.
또 하나는 무릎을 꿇는다는 말이 있다. 무릎 관절이 걸을 때 밖으로 꺾이듯 욕망을 버리고 상대에게 무릎을 꿇는 행위가 이루어지는 곳이다. 이타利他, 즉 남을 이롭게 하라는 의미를 담고 있다. 간절할 때 우리는 무릎을 꿇는다. 나를 버리고 기도하는 마음일 때 무릎을 꿇는다. 상대방에게 제압당했을 때도 무릎을 꿇는다. 제압만 하고 제압당해보지 않는 것도 인생의 반만 산 것이다. 남에게 행하는 것을 먼저 겪어보는 것이 사는 방법이다.

단 것은 뱉고 쓴 것은 삼키라는 말이 있다. 단 것만 밝히면 이부터 썩듯이 몸도 상하고 마음도 상하고 만다. 좋은 것은 쓰다는 말이 있듯이 이기심이 본바탕이라고 해도 이타심을 배우지 않으면 사회적인 미생아로 남을 수밖에 없다.

진정한 이기심은 남을 배려하는 데 있다. 자신을 사랑하는 사람이라면 남이 자신을 욕하도록 방치하지 않는다. 어리석은 사람이 당장의 이익에 눈이 멀어 적을 만든다. 남이 나를 사랑하도록 만드는 것이 진정한 자기 사랑이다. 남의 것을 빼앗거나, 남에게 폭력을 가하는 것이 이기적인 것이 아니다. 남에게 사랑을 베풀고, 남에게 배려하는 마음이 진정으로 자신을 위한 이기심이다. 적을 제압하는 능력보다 적을 내 편으로 만드는 것이 승리한 것이다. 적을 힘으로 제압하면 내가 약해졌을 때 다시 공격해올 가능성이 있다. 하지만 적을 내편으로 만들면 친구 하나가 더 늘어난 것이 된다. 크게 이기려면 베풀라.

고진도사가 래와 함께 무술을 배우고 있었다.
"스승님. 무술은 왜 배웁니까?"
"크게 지기 위해서 배워야 한다."
"이기기 위해서 무술을 연마하는 것이 아닙니까?"
"그래 그 말도 맞다."
"아니, 스승님. 바로 전에 지기 위해서 무술을 배워야 한다고 말씀하시지 않았습니까?"
고진도사가 연습도를 내려놓으며 말했다.
"그 말도 맞다."
"무슨 말씀이신지 모르겠습니다."
"내가 강하지 않고서 어떻게 크게 질 수가 있겠느냐."

걸을 수 있다는 것은 축복이다

사람은 넘어지는 것을 배우지 않는다. 일어서는 것을 배운다. 이유가 있다. 우리는 일어서는 것이 자연스러운 일이라고 생각하지만 사실은 넘어지는 것이 더 자연스러운 것이다. 사람을 세워놓은 상태에서 모든 관절을 고정시켜서 세워놓으면 넘어진다. 사람의 중심이 사람의 한 가운데에 있지 않기 때문이다. 넘어지도록 신체역학상 만들어진 것이 사람이다. 사람이 설 수 있는 것은 의지의 힘이다. 자연 상태에서는 앞쪽으로 넘어지게 인체의 하중이 앞으로 쏠려있다.

실험실에서는 실패를 실험이라 한다. 실패를 전제하고 시작하는 것이 실험실의 입장이다. 인생도 마찬가지다. 한 번에 취직하는 사람은 드물고, 한 번에 시험에 통과하는 사람도 드물다. 처음부터 사업에 성공해서 부호가 되거나, 정치가가 될 수 없다.

고난과 좌절은 필수고, 실패는 새로운 디딤돌을 마련하는 경험이다. 실패는 성공으로 가는 길을 가장 빨리 알려주는 안내자다.

걸을 수 있다는 것은 축복이다. 살아있다는 것은 기적 같은 일이기도 하다. 신비한 생명현상을 내 몸 안에 가지고 있다는 것 자체가 감동이다.

내가 가진 능력을 가지고 살아가는 것이 인생이다. 내가 가진 능력만을 가지고 살면 겨우 사는 것이고, 내가 가진 능력과 남이 가진 능력을 함께할 수 있으면 보통으로 사는 것이고, 내가 가진 능력으로 남을 돕고 남에게서 도움을 받을 수 있으면 잘 사는 것이다.

무엇보다 먼저 할 일은 내가 이 세상에 태어나 무엇을 할 것인가를 생각해 보아야 한다. 내가 이 세상에 태어난 이유가 분명히 있을 것이다. 세상이 원하는 일을 하지 말고 내가 원하는 세상을 살아야 한다.

고진도사가 살고 있었다. 어수룩한 제자와 눈이 반짝이는 제자를 두고 있었다. 감과 래였다.

"도사님. 저는 사는 게 재미가 없습니다. 어떡하면 되겠습니까?"

어수룩한 제자 감이 고진도사에게 물었다.

"재미없게 살면 되느니라."

"그런 말씀이 어디 있습니까?"

아주 퉁명스럽게 받았다.

"감아. 세상이 원래 재미없는 것이냐, 네가 세상을 재미없게 본 것이냐?"

"그야. 제가 세상을 재미없게 본 것이지요."

"그럼 어떻게 하면 되겠느냐?"

"제가 세상을 재미있게 보면 되겠지요."

"세상은 너에게 이렇게 살라고 하지 않는다. 네가 세상을 어떻게 살 것인지를 결정하면 된다. 세상한테 물어보고 꽃이 피더냐. 네가 태어난 이유가 무엇인가를 너 자신한테 물어보거라. 그 이유를 아는 순간 한가할 시간이 없다."

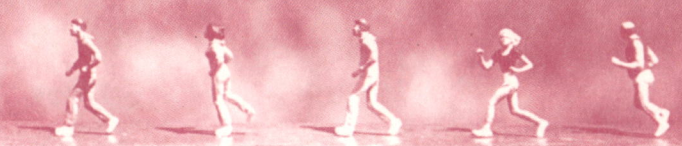

제2부

다리를 잘 쓰면 미래가 달라진다

인간의 위대한 자유는 네발이 분화되어 두 발과 두 손으로 나뉘면서부터 시작되었다. 그리고 인간이 두 다리로 일어섰을 때 인류의 진화가 시작되었으며 이는 엄청난 축복이었다. 두 손의 자유는 두 다리가 짐을 다 짊어짐으로써 이루어진 것이다. 온몸의 무게를 짊어진 두 다리야 말로 자유가 살고 있는 힘의 보고이며 건강한 삶의 리더이다.

세계인들의 관심은 다리에 쏠리고 있다

　지구촌의 사건 중에 세계인들의 관심이 쏠리고 있는 행사가 있다면 아마도 스포츠 경기일 것이다. 어떠한 재난이나 사고 소식도 스포츠만큼 동시에 전 세계인들의 관심을 불러일으키는 화제는 없다. 이제까지 모든 월드컵이 그랬고 올림픽경기가 그랬다. 모두 다리에 마음이 집중됐다. 빙판 위에서 피겨 여왕 김연아의 연기나 빙속여제 박상아의 질주가 그랬고, 축구장에서 박지성의 골 장면이 그랬다. 세계인들의 모든 시선은 그들의 다리에 집중됐다. 역동적이기도 하고 환상적이기도 한 장면에는 늘 다리가 있었다. 운동을 대변하는 것이 다리라는 사실을 증명하고 있는 것이다. 그래서 다리에 대한 관심이 일고 있다. 최근 일간지 신문에 "당신의 다리 나이는 몇 살입니까?"라는 광고도 등장했다. 다리의 역할과 다리의 중요성을 통감하는 시대가 오고 있다.

2002년 월드컵 당시, 대한민국 축구 대표팀을 이끌었던 히딩크 감독은 당시 우리나라 선수들을 보고 발 기술은 최고의 수준이었지만 체력은 수준 이하였다고 평가했다. 말도 안 되는 발언이었다. 한국 축구 전문가들이 공통적으로 한 말이 한국 축구는 기술이 부족하고 투지, 즉 체력은 대등하다였다. 하지만 히딩크 감독의 발언대로라면 당시 우리나라 축구 대표팀이 발 기술이 좋았음에도 불구하고 아시아 국가 수준에 머문 이유는 체력이 부족해서라는 것이 된다. 축구 전문가들과는 전혀 반대되는 해석을 내놓은 것이다. 이에 한국의 전문가들은 히딩크 감독을 비웃었지만 그는 대표팀의 체력만 키운다면 월드컵 4강 신화를 이룰 수 있다고 자신했다. 당시에는 꿈같은 소리였다. 그러나 결과적으로 2002 한국대표팀은 4강 신화를 썼다. 그의 판단이 옳았다. 기술은 있었다. 발 기술은 짧은 시간에 훈련으로 이루어낼 수 없다. 그러나 체력은 그 기간 동안 육성이 가능했기 때문에 자신할 수 있었던 것이다. 진정 자신을 정확하게 파악하는 일이 모든 일의 순서였다.

<최신연구동향>

다리근력은 자연재해로 인한 우울증 치유에 도움이 된다

자연 재해로 인한 정신적 충격은 일반적인 정신질환이다. 이 연구는 2010년 8월과 2011년 8월간의 동 일본 대지진 5개월 후 생존자 522명을 대상으로 자연 재해 이전의 신체기능, 생활 패턴과 지진 피해 이후의 개인의 신체 기능과 생활패턴에 대해 자기 기술적 설문지와 다리 근력을 측정하여 비교 연구하였다. 재해 후 병적증후군의 측정은 Impact of Event Scale-Revised(IES-R-J)을 번역하고 일부 수정하여 사용하였다. 다변량회귀분석 결과 남자의 경우 다리근력, 주간음주량 및 우울증과 재해 후 병적증후군과 유의한 상관이 있었으며, 여자의 경우 고혈압 및 우울증과 재해 후 병적증후군과 상관이 높았다.

자연재해 이전의 하지근력은 재해위험요소에 영향을 미칠 수 있는 잠정적인 요소가 될 수 있으므로, 하지근력은 자연재해로 인한 심리적 병적 증후가 치유되는 과정에 병적 증후군을 완화하는 데 잠정적으로 도움이 된다고 하였다.

Leg Extension Power Is a Pre-Disaster Modifiable Risk Factor for Post-Traumatic Stress Disorder among Survivors of the Great East Japan Earthquake: A Retrospective Cohort Study (Momma 등, PLoS One. 2014 Apr 23;9(4):e96131).

단순함과 반복의 미학

'프랙탈' 개념을 보면 생명현상은 더욱 신비해진다. 프랑스 수학자, 브누아 만델브로Benoit Mandelbrot가 만든 프랙탈 개념은 '부분이 전체와 비슷한 형태로 되풀이 되는 구조'를 가리키는 데 사용했다. 미시세계에서 우주구조 분석까지 과학·수학의 주요 개념으로 폭넓게 쓰이며, 물리학과 생물학뿐만 아니라 금융원리에까지도 적용하는 것이 프랙탈 개념이다.

프랙탈은 내 안에 있는 나를 무한반복으로 복제하는 것이 프랙탈이다. 나뭇잎을 떠올리면 쉽게 이해할 수 있다. 나무 위로 쏟아지는 햇빛을 낭비하지 않고 받아들이려면 나뭇잎이 가능한 많은 면적을 차지해야 한다. 나뭇가지가 모든 방향으로 골고루 뻗어 있어야 가능하다. 복잡하게 얽힌 나뭇가지를 보면 기하학적 구조도 복잡할 것이라고 생각하지만 사실 나뭇가지의 구조는 단순한 법칙으로 만들어져 있다.

일정한 길이와 일정한 각도를 가지고 이루어져 있고, 이것의 반복으로 이루어졌다는 사실이다. 프랙탈 원리는 자기닮음과 자기 복제가 끝없이 반복되는 것을 알 수 있다. '부분은 전체 같이 보이고, 전체는 부분처럼 보이는 원리다.' 프랙탈 원리는 '자기닮음과 단순함의 반복이 만들어낸 위대한 미학'이라고 할 수 있다. 이 세상의 자연원리가 작은 나뭇잎에서부터 작은 별과 거대한 별들이 모여 있는 우주원리까지 프랙탈 원리로 이루어져 있다는 것이다.

우리 몸 안의 혈관 역시 확대를 하더라도 닮은꼴의 프랙탈 구조이다. 우리 몸을 구성하고 있는 세포들도 같은 원리 속에서 반복된다. 같은 구조의 반복으로 우리 몸 전체를 구성하고 있다. 그리고 이 혈관 구조의 모습은 인간뿐만 아니라 모든 포유류가 공유하고 있으며, 동물의 크기에 관계없이 일정한 법칙 아래 존재하는 생명현상이다. 전체가 부분을 관장하고, 부분이 전체를 관장하는 것이 자연원리이고 이를 단순하면서 명쾌하게 설명하고 있는 것이 프랙탈 개념이다. 사람의 걷기가 프랙탈 원리의 판박이라고 할 수 있다. 걷기에서 중요한 발은 같은 것의 무한 반복인 걷기의 본부다.

영양공급의 임무를 가지고 있는 심장에서부터 가장 멀리 떨어져 있는 변방의 발가락까지 하나의 원리에 의하여 움직이고 작동하고 있다. 심장과 발가락은 하나로 연결되어 있는 순환구조로 구성되어 있다. 하나의 연결고리에 의하여 움직이고 있는 신체기관이며 부위다. 말단인 발가락에서 순환이 멈추면 순간이 죽는 것이다. 발은 심장과 같은 원리에 의하여 움직이는 순환의 마지막 기관이라고 할 수 있다. 전갈의 꼬리는 꼬리에 독침을 세우고 상대를 위협하고, 사람과의 동거를 선택한 개는 꼬리로 감정을 표시한다. 꼬리를 살랑거리기도 하고, 고리를 감추며 경계를 표시하기도 한다. 전갈이나 개에게 꼬리는 심장으로부터 가장 먼 곳에 위치해 있다. 사람에게 가장 먼 곳은 발이다. 사람의 발은 인체의 하중의 전체를 감당하는 임무를 수행하는 벅찬 곳이다. 두 다리는 몸을 움직이고 몸은 두 다리에 의존한다. '일즉일체 다즉일 一卽一切 多卽一', 프랙탈 개념은 곧 "하나는 전체를 전체는 하나이다"라는 동양철학적 개념과 같은 의미이다.

〈최신연구동향〉

비만과 당뇨관리에는 적절한 운동처방프로그램이 필수다

과도한 고칼로리 음식섭취는 비만과 당뇨를 유발시킬 뿐만 아니라 중추신경계에도 부정적인 영향을 미칠 수 있다. 이를 설명하는 메커니즘의 하나로 신경의 염증반응이 제안되고 있다. 이러한 고칼로리 식사의 잠재적인 위험에 대한 신체운동의 영향을 평가하기 위하여 식이를 통해 비만을 유발시킨 후 신체운동을 하도록 하였다. 연구자들은 양성자자기공명장치를 이용하여 중추신경계 대사에 대한 신체운동의 영향을 분석하고 조직샘플의 염증반응 지표 등을 분석하였다. 연구결과 자발적으로 하는 가벼운 신체활동은 비만에 부정적으로 미치는 영향을 억제하기에 적당하지 못하며 이러한 영향은 신경의 염증과는 관계없는 것으로 결론짓고 있다.

Effects of a high-caloric diet and physical exercise on brain metabolite levels: a combined proton MRS and histologic study (Auer 등, J Cereb Blood Flow Metab. 2015 Jan 7. doi: 10.1038/jcbfm.2014.231).

반복적으로 뛰는 심장

 인간의 신체는 반복을 근본으로 하고 있다. 인간은 반복으로 목표를 향하여 걸어가는 지구력이 강한 동물이다. 심장에게서 배운 반복은 위대하다. 지치지 않는 반복, 생명의 위대함이다. 심장박동, 호흡, 맥박은 같은 원리에서 나온 것들이다. 산소를 공급하고 피를 돌게 하기 위한 장치들이다. 생명의 원초적인 것은 심장박동에서 비롯된다. 그리고 반복으로 연장된다. 같은 현상을 만나면서 지치지 않고 새롭게 태어나는 느낌으로 살아갈 수 있는 것은 생명의 신비함에서 비롯된다. 삶 바로 옆에는 죽음이 기다리고 있다. 그래서 삶은 늘 새롭다. 생명을 유지하기 위해 긴장하지 않으면 어느 순간 죽음의 나락으로 떨어질지 모른다. 중간지대가 존재하지 않는 삶의 세계에서 살아가기 위해서는 긴장을 멈출 수가 없다.

초식동물은 앉아서 잠을 자지 않는다. 선 채로 잠을 자는데 선잠이다. 새는 편안한 대지에 집을 짓지 않고 나무 위나 위장을 할 수 있는 곳에 둥지를 튼다. 어디에서 공격해올지 모르는 긴박한 상황에 대비하기 위해서다. 그럼에도 육식동물에게 언제 잡아 먹힐지 모른다. 더구나 사자조차 같은 사자 무리 속에서도 자신의 자리를 노리는 2인자들의 공격이 언제 있을지 몰라 항상 긴장한다. 마음 편하게 자는 경우는 드물다. 야생의 세계에서 누구도 절대적인 강자는 없다. 다리 뻗고 편안하게 잘 수 있는 동물은 드물다. 인간만이 다른 대상에게서 침범당하지 않는 상태에서 깊은 잠을 잘 수 있다.

인생은 결코 한 순간도 방심할 수 없는 급격한 변화와 예상치 못한 외부충격으로부터 자신을 보호해야 하는 어려운 길이다. 외부공격으로부터의 피신 그리고 안으로부터의 반란도 호시탐탐 기회를 노리고 있다.

인간은 타고난 기형적인 동물이다. 인간이 뛰어가는 모습은 무언가 불안하다. 상체가 하체보다 크고 길어서 휘청거리는 모습처럼 보인다. 네 다리로 달리는 포유동물과 달리 두 다리로 서 있는 모습도 우스꽝스럽다. 손은 늘어뜨린 채로 걸어서 게을러 보이기도 하고 어색해 보이기도 하다. 조금은 꾸부정한 모습으로 걷는 모습이 불안정하다. 아직도 완전한 직립을 하지 못한 인간은 안정적이지 못하다. 정신적으로나 육체적으로나 마찬가지다.

"신의 존재를 믿습니까?"

고진도사에게 제자 감이 물었다.

"믿는다."

고진도사는 짧게 대답했다.

"신과 인간의 관계는 어떤 관계입니까?"

다그치듯 묻는 제자 감을 슬며시 쳐다보다 대답한다.

"인간은 신에게 기도와 찬양을 바치고, 신은 인간에게 천국과 지옥을 선물 했다."

"무슨 말씀이십니까?"

"말 그대로 아니냐. 서로의 필요에 의하여 만들었지 않느냐?"

"예?"

제자 감이 뜻밖이라는 듯 반문을 했다.

고진도사는 자리를 옮기며 말을 이었다.

"전지전능한 신이 모자라고 어리석은 존재에게 기도와 찬양 그리고 헌금을 받을 것이라는 생각은 인간의 생각이 아니더냐. 그리고 무엇이나 할 수 있는 신이라면 천국과 지옥을 만들지 않는다. 사랑을 가르쳐준 신이 어찌 지옥을 만들겠느냐. 천국과 지옥은 당근과 채찍을 생각하는 인간이 만든 것이 아니더냐."

직립과 더불어 인간은 신에게 도전장을 던진 방자한 동물이다. 나 스스로 설 수 있다는 선언인 직립은 독립을 선언한 것이다. 인간이 독립을 선언하는 순간 가장 두려웠던 것은 죽음이다. 종교에서 죽음은 신에게로 귀환을 말하지만 신을 포기함으로써 잃은 것은 천국이다. 자신을 믿으면 보내주겠다고 선언한 천국을 박차고 나온 격이 되었다. 죽음은 신이 인간에게 배려해준 천국이라는 공간이 아니라 개인이 책임을 져야 하는 공포의 공간이 되었다.

그것뿐만이 아니다. 인간은 신에게 기도와 찬양을 하는 종속을 버리는 순간 타고난 고독과 싸워야 했다. 서양인에게 인간의 삶은 신의 영역이었다. 신이 마련해 준 길을 가는 것이 인생이라고 생각했던 종교의 가르침을 버리는 순간 인생은 오로지 개인이 선택하는 자유인이 되면서 의존할 데가 사라졌다. 인간이 종교를 선택한 것은 의지하기 위해서였다. 반면 우리의 종교는 인간적이다. 인간이 도달할 수 있는 단계가 종교다. 유교의 경우는 사람이 인을 실천해서 군자와 성인이 되고, 불교는 사람이 깨달아서 각자覺者, 즉 깨달은 자가 된다. 인간의 노력으로 인간이 도달할 수 있는 경지에 있다. 그래서 인간적인 종교다. 우리와 동양의 종교는 죽음 이후보다 각성과 성찰에 무게를 둔 종교다.

인간은 생각하는 존재이다. 천국이 주는 달콤함도 알지만 스스로 살아있다는 자각과 함께 신을 버린 것은 생각하는 존재이기 때문이었다. 비밀스러운 길을 스스로 열어가는 어려움을 가지는 순간 의문을 해결하기 위하여 실험에 돌입한다. 연금술이나 사상적 체험을 통해서 새로운 길을 찾아갔다. 그것이 과학이다. 실재로 실험해 본 것만을 믿는 것이 과학의 출발이다. 실험도 마찬가지로 실패의 반복을 지치지 않고 행하는 것이다.

인간의 위대함은 반복의 지루함을 견뎌내는데 있다. 오늘의 반복, 하는 일의 반복, 생각의 반복 그럼에도 반복되는 것들을 가지고도 즐겁게 생활할 줄 알고 행복을 만들어낼 줄 알뿐만 아니라 새로운 것을 만들어낸다. 창조의 능력을 가지고 있다. 그것은 지칠 줄 모르는 의지를 가지고 있는 인간의 능력이다.

심장이 반복적으로 뛰고 있듯이 분명 지금을 활화산처럼 끓게 하는 위대한 반복을 이겨내는 것이 인간의 위대함이다. 지구의 자전과 공전, 인간에게 찾아오는 오늘의 반복, 인체 내에서의 피의 순환의 반복 모두 같은 큰 원리 속에서 움직이고 있다. 내 몸이 반복의 연속인 것은 우주의 원리를 닮아서이다. 위대한 것은 반복하지만 지루함이 없다. 우주의 모습은 생명 현상의 자연스러운 모습과 같기 때문이다.

벽돌을 반복적으로 쌓아올려 성전을 짓고, 돌을 반복적으로 쌓아올려 탑을 만든다. 비슷한 크기의 돌을 쌓아올린 피라미드나 돌과 흙으로 쌓아올린 성의 길이가 만 리나 되어서 만리장성이다. 인간은 대부분 반복을 통해서 지식을 축적하고 반복을 통해서 건축물을 만든다. 지치지 않는 근성은 심장에게서 배워왔다. 심장은 생명을 끝없이 길어 올린다. 살아있는 그대로 아름다운 존재, 인간에 대한 경외심은 심장에서 발원한 반복의 영광이다.

대사성 질환은 편리함의 덫

현대인들이 겪고 있는 성인병이나 대사성질환, 그 고통의 시작은 농경사회로 거슬러 올라간다. 음식물을 저장해 두고 먹을 수 있는 환경이 오늘날 대사성질환이 시작되게 된 계기가 된 것이다. 현대인들은 영농기술의 발달로 먹을거리는 많아지고 노동이나 신체활동의 기회는 크게 감소되는 상황에 직면했다. 노동과 상시적으로 걸어서 이동해야 했던 과거의 시대에서도 "식보食寶보다 행보行寶가 좋다"고 했는데 현 시대에서는 말할 것도 없다. 위장의 크기는 예나 지금이나 크게 다르지 않다. 먹는 양에는 옛날과 현재의 차이가 거의 없지만, 옛날에 비해 칼로리는 턱없이 높고 신체의 활동량은 현저하게 낮다.

이 시대의 모든 편의시설이 우리들의 신체활동을 가로 막았다.

선진국이 될수록 이러한 편이시설은 증가하고 상대적으로 성인병 질환은 증가하고 있다. 공상과학 만화 속에 등장하는 지구인의 모습은 가분수다. 다리는 가늘어져 아무런 기능을 하지 못하는 것처럼 보인다. 걷지 않아도 살아갈 수 있는 편이시설이나 기술문화의 발달 때문이다. 아직 우리 지구촌에서는 두 다리의 유용성이 새삼 강조되어야 할 이유가 있다. 다리를 사용하지 않고도 건강을 유지할 수 있을 만큼 다른 분야의 과학이 발전되지 못했기 때문이다. 지구촌에서 발병하는 대부분의 성인병의 근원이 음식의 과잉섭취와 운동 부족인 만큼 지금이 바로 다리의 역할이 재조명되어야 할 시기이다.

아동기, 청소년기와 같은 성장단계에서는 아직 각종 기관의 세포 분화가 활발하여 비만세포도 함께 분화시켜 세포 수를 늘린다. 어려서 비만세포 수를 늘여 놓으면 성인이 되어서는 그 속을 채우기만 하면 된다. 이미 비만세포집이 확보된 상태다. 대부분 대사증후군의 시작은 음식으로부터 비롯되는 경우가 50% 정도 된다. 나머지 50%는 신체활동이 상대적으로 부족한 데 기인된다. 물론 상대적인 소수의 유전적인 경우는 제외된다. 최근 외식 인구가 많이 늘어났지만 그래도 아직은 가정에서 먹는 경우가 더 많다. 결국 비만은 어머니의 몫이다.

처마에 맺힌 빗방울이 떨어져 돌을 뚫는다. 매일 먹는 식단에 따라 가족의 평생건강을 좌우된다. 나이가 들면 자연스럽게 크게 두 가지 질환으로 이환된다. 심장혈관계질환과 근육계 질환이다.

이 두 가지 질환으로 이환되는 시기를 정하는 것도 바로 우리 집 식단에서부터 시작된다. 주방장의 책임이 막중한 대목이다. 그런데 이 막중한 임무를 홈쇼핑에서 선전하는 데로 따라 한다. 특히, 매스컴에 약한 우리네 문화에서는 겁날 정도로 맹신한다. 매스컴에서 나와 떠드는 모델들은 그 제품 거의 먹지도 않고 사용하지도 않는다.

내 가족을 지키고 건강하게 사는 방법은 "~카더라, ~타더라" 같은 광고 선전에 초연해지고 가족을 위한 영양학 공부를 시작하는 것이다.

지피지기 知彼知己면 백전불패 百戰不敗다(상대를 알고 나를 알면 백전백승)! 영양학 공부라고 해서 거창한 건 필요 없다. 탄수화물, 단백질, 지방 1g이 갖는 칼로리만 알면 된다. 탄수화물은 4kcal/1g, 단백질은 4kcal/1g, 지방은 9kcal/1g이라는 상식 정도만 알아도 선택의 폭이 달라진다. 처음에는 우리 아이가 좋아하는 이 과자 한 봉지가 몇 칼로리이고 전체 칼로리 중 지방은 몇 퍼센트인지에만 관심을 가져도 나중에는 영양사를 능가하는 실전의 실력을 갖추게 된다. 건강식이다, 보약이다, 몸에 좋다는 것을 앞다투어 찾아다니는 것보다 매일 올라오는 밥상의 영양가나 칼로리에 더 관심을 갖는 것이 더 낫다.

우리나라는 사계절이 아직까지는 어느 정도 뚜렷하다. 최근에 좀 바뀌어 가는 듯하지만 아직은 춘하추동이다. 그런고로 사계절 식품이 우리 곁에 남아 있다. 최근 농업기술의 발달로 계절과 관계없이 우리가 즐겨먹는 먹거리는 언제든지 구할 수 있지만 건강식으로 특별하게 먹을 생각 말고 제철 식재료에서 답을 찾으면 된다.

영양은 넘치고 활동량은 모자란다. 1일 3식을 하거나 2식을 하거나 우리 신체가 하루 일을 수행하는 데 필요한 당분(탄수화물) 섭취량만 충족되면 문제없다.

우리 몸은 에너지원으로 탄수화물과 지방을 주 에너지원으로 쓰고 있다. 탄수화물 섭취가 중요한 이유는 우리 신체 기관 중에 탄수화물 에너지원인 당밖에 쓰지 못하는 기관과 세포들이 존재하기 때문이다. 대표적으로 뇌신경 조직이 그렇다. 당은 주로 간과 근육에 저장된다. 간에 저장된 당이 거의 뇌신경의 에너지원으로의 중요한 역할을 한다. 그러나 간에 저장된 당은 근육에 저장될 수 있는 양의 절반도 안 된다. 당을 에너지로 쓰고 있는 조직이나 세포에 간에 저장된 당을 일정량씩 공급해야 되기 때문에 4~5시간에 한 번씩 밥(탄수화물)을 먹어 당을 채워야 한다. 그렇다고 해서 당을 과잉섭취하면 저장할 수 있는 양이 초과되어 지방으로 바뀌게 된다. 아무리 채식이라 할지라도 과잉 섭취 시 비만이 되는 이유이다.

〈최신연구동향〉

규칙적인 운동은 심혈관계의 건강을 향상시킨다

중년여성 14명을 대상으로 최대 산소섭취량의 50~60% 정도의 운동 강도로 주 3회 24주간 걷기 운동훈련을 한 후 심폐기능 및 대사증후군 위험요인 등을 분석하였다. 24주 걷기 운동훈련 후 체중, 체지방, 신체질량지수, 허리둘레, 수축기 및 이완기 혈압, 혈중 중성지방 등이 유의하게 감소되었으며, 에너지대사 기능에 긍정적인 영향을 미치는 최대 산소섭취량과 고밀도 콜레스테롤 등의 농도는 증가하였다. 비만 여성의 규칙적인 운동은 심장혈관계의 건강을 향상시키고 비만이나 대사증후군의 위험요인을 예방하는 데 효과적이다.

Effect of Walking Exercise on Changes in Cardiorespiratory Fitness, Metabolic Syndrome Markers, and High-molecular-weight Adiponectin in Obese Middle-aged Women (Kim 등, J Phys Ther Sci. 2014 Nov;26(11):1723-7).

다리는 융복합의 모델

　두 다리는 신체의 중심으로부터 멀리 떨어져 있음에도 불구하고 생명을 유지하는 주요 장기들과 긴밀하게 연결되어 있으며 신체가 정상적으로 기능하도록 하는 주도적인 역할을 한다.

　먼 곳으로부터 온 천사가 바로 두 다리다. 두 다리는 이동의 수단이 되기도 하지만 신체를 떠받치고 있는 부위이기도 하고 온전한 존재를 나타내기도 한다. 인체에서 근육의 무게는 체중의 약 40% 정도 된다. 몸 전체 근육 무게의 약 70%가 허리 아래에 있다. 즉 엉덩이와 다리에 있다. 근육은 운동의 대상이 되는 기관이지만 동시에 에너지를 저장하고 소비하는 기관이다. 근육의 기능을 청년 수준으로 유지할 수 있다면 좋겠지만 노화 과정에 따라서 줄어드는 근육 세포를 유지하기 위해서는 청년들보다 더 많은 시간 운동을 해야 한다. 다리만 튼튼하면 100세까지 독립적인 생활을 할 수 있다. 노인이 되어 잘 걷지 못해서 행동반경이 좁아지면 다리 근육은 급격하게 퇴화된다. 이 퇴화는 더더욱 잘 걷지 못하게 하는 악순환의 고리로 연결된다.

나이가 들면 대부분 몸이 무거워지고 계단이나 산을 조금만 오르내려도 숨이 차는 것을 느낄 수 있다. 인체는 성장이 완료되는 순간부터 노화로 방향이 전환된다. 즉, 모든 기능이 퇴화되기 시작하는 것이다. 뼈에 붙어 있는 골격근은 다른 기관에 비해 퇴화를 실감하기 어렵다. 피부로 덮여 있고 줄어드는 근육이 지방으로 채워지고 있기 때문에 더 실감하지 못한다.

인체는 약 206개의 뼈로 구성돼 있는데 그중 두 발에만 모두 52개의 뼈가 있다. 두 발에 몰려있는 52개의 뼈는 몸 전체 뼈의 1/4을 차지한다. 발이 수행하는 역할의 중요성을 보여주는 구조적으로 완벽한 설계인 것이다. 또한 발에는 몸 전체에서 가장 굵고 강한 근육과 건이 발달해 있다. 우리 몸에서 인대가 가장 많이 밀집되어 있는 곳이기도 하다. 64개의 근육과 건이 발의 움직임 전반에 걸쳐 긴밀하면서도 역동적으로 작용하며, 56개의 인대는 격렬한 긴장과 비틀림을 견디어 낸다. 이런 힘으로 발은 우리 몸의 2%밖에 되지 않는 면적으로 나머지 98%를 지탱한다. 대단한 균형감각과 위대한 설계 구조에 감탄하게 된다. 불과 2%의 면적으로 서 있을 수 있는 것은 예술의 경지에 오른 균형감각 때문이다.

지구의 중력 때문에 물체가 지상에서 안정된 상태로 서 있기 위해서는 세발자전거처럼 최소 3개의 다리가 필요하다. 두 개의 지지대로는 무게 중심이 가운데 있지 않아 세우기 어렵다. 하지만 사람이 다른 동물과 달리 두 다리로 곧게 서서 걸어 다닐 수 있다. 두 다리로 달릴 수 있는 능력까지 갖추고 있다. 달릴 때의 하중은 더욱 가중되지만 관절이 일부를 받아주고 나머지는 발바닥에 움푹 들어간 부분이 탄력적으로 받아낸다. 절묘하게 역학적인 설계다. 발바닥의 형태도 중요한 역할을 수행한다. 발은 넓적하고 길어서 전진하기 위하여 앞뒤로 균형을 잡는 역할을 주로 담당하기 때문에 적합하다. 발바닥에서 가장 중요한 것은 발바닥의 반원형으로 들어간 부분과 더불어 발가락이다. 발가락은 기울어지거나 동적인 균형을 잡아주는 데 절대적인 역할을 한다. 2%의 면적으로 98%를 바로 서게 하는 힘의 원천이다.

〈최신연구동향〉

한쪽 다리운동과 반대편 다리로의 운동효과

강한 진동과 낮은 진동 등을 이용하여 한쪽 다리의 진동운동이 반대편 다리로의 운동효과가 전이가 되는가? 건강한 남자 17명을 대상으로 고강도 진동(50Hz), 중간강도(30Hz), 대조집단으로 구분하고 진동자극은 주로 사용하는 다리에 적용하였다. 양쪽 다리 모두 진동자극직 전과 직 후 최대근력을 측정한 결과 고강도(50Hz)로 한쪽 다리에만 진동운동을 시켰음에도 불구하고 반대쪽 다리의 근신경의 수행능력이 향상되는 것으로 나타났다.

Acute unilateral leg vibration exercise improves contralateral neuromuscular performance (Martin 등, J Musculoskelet Neuronal Interact. 2014 Mar;14(1):58-67).

무릎 관절의 권위

대부분의 관절은 배꼽을 중심으로 안으로 굽어져있지만 다리의 무릎관절은 밖으로 굽어진다.

하지만 대부분의 관절이 안쪽으로 굽어있지만 예외인 곳이 있다. 바로 무릎 관절이다. 무릎 관절은 밖으로 접어지게 되어 있다. 두 가지 의미가 있다. 하나는 걷는 행위가 바로 버려야 하는 행위이기 때문이다. 버리지 않고 앞으로 나아갈 수 없다. 내가 지금 서 있는 자리를 버려야만 앞으로 나아갈 수 있다. 새로운 상황을 만나기 위해서는 지금의 상황을 버려야 한다. 발자국을 버려야 새로운 발자국을 만들 수 있다. 모두가 이기적일 때 남에게 다가서기 위해서는 이타적인 것을 가져야 한다는 가르침이다.

또 하나는 무릎을 꿇는다는 말이 있다. 무릎 관절이 걸을 때 밖으로 꺾이듯 욕망을 버리고 상대에게 무릎을 꿇는 행위가 이루어지는 곳이다. 이타利他, 즉 남을 이롭게 하라는 의미를 담고 있다. 간절할 때 우리는 무릎을 꿇는다. 나를 버리고 기도하는 마음일 때 무릎을 꿇는다. 상대방에게 제압당했을 때도 무릎을 꿇는다. 제압만 하고 제압당해 보지 않는 것도 인생의 반만 산 것이다. 남에게 행하는 것을 먼저 겪어보는 것이 사는 방법이다.

　무언가를 기억하지 못하다가 기억을 해내거나 생각하지 못했던 것을 알았을 때 무릎을 친다. 왜 기억을 해낸 머리를 치지 않고 무릎을 치는 것일까? 옛날이나 지금이나 무릎을 꿇는 것은 굴욕과 치욕의 상징으로 여겨지고 있다. 왜 무릎 부위가 그렇게 권위적일까?
　직립하면서부터 신장이 큰 사람이 작은 사람에 비해 물리적인 우월적 위치를 갖는 것도 사실이다. 인체의 신장을 인위적으로 줄이는 수단이 있다면 바로 무릎을 꿇고 하늘로 향하던 머리가 발이 서 있는 위치로 가까이 하는 것이다. 물론 허리를 굽히면 신장이 더 줄어들 수도 있지만, 무릎을 굽히지 않고는 결코 머리가 땅에 닿지 못한다. 허리는 24개의 관절이 조금씩 굽혀져 전체적으로 길이를 줄이지만 무릎관절은 하나를 굽혀 신장을 크게 줄이다.

　무릎 관절은 인체의 분절 중에 가장 큰 관절이다. 또한 무릎 관절은 인체의 관절 중 가장 중요한 관절 중의 하나이다. 인체의 무릎 관절의 역할은 체중을 달리기와 같은 수평적 이동 내지는 점프 동작과 같이 수직적으로 옮기는 데 중요한 역할을 한다. 이와 같이 무릎 관절의 중요한 기능이 체중의 이동에 대한 역할이다. 두 무릎이 인간의 동작에 따른 체중의 이동을 지탱해내야 한다.

20~30대 건강한 젊은 사람들의 평균 근력이나 평균 근육량이 개인의 정상 체중을 지탱하고 움직여 간다고 할 때, 체중이 유지되는 한 하지근력이 동일하게 유지되어야 무릎 관절에 무리가 없다. 그러나 30세 이후부터 인체의 골격근은 감소되기 시작하고 당연히 근력도 감소된다. 나이가 들어갈수록 우리가 알지 못하는 순간에 자연스럽게 우리들의 체중은 무릎 관절에 무리를 주고 있는 것이다. 이것은 정상체중을 유지하는 사람들에게 제한된 이야기이다.

연령에 관계없이 그 연령대의 평균근력에 비해 체중이 평균체중 이상일 경우에는 나이에 관계없이 이미 무릎 관절에 무리를 주고 있다는 사실이다. 이러한 과부하가 우리도 모르는 사이에 관절염이나 무릎의 만성적 질환으로 이환시키게 된다. 과체중으로 인한 관절염으로 통증을 호소하던 과체중인 환자도 체중의 10%만 줄이면 통증이 사라진다. 무릎은 서 있을 때 체중의 두 배, 걸을 땐 3~4배, 달릴 때와 앉았다 일어날 때는 무려 7배 이상의 하중을 받는다. 60kg 사람이 뛸 때 무릎이 받는 하중은 420~600kg의 하중이 무릎으로 쏠린다는 이야기다. 생각보다 엄청나다.

〈최신연구동향〉
하지근력의 증가는 자세유지 및 안정성이 증가

연령 46~72세의 여성 17명을 대상으로 2개월간 가정에서 근력, 평형성, 스트레칭, 스텝운동 등으로 구성된 훈련 프로그램 전, 후의 최대근력, 자세안정성(지면과 스타이러폼), 낙상의 공포 및 통증의 정도를 분석하였다. 훈련 2개월 후 환자들의 최대근력과 자세 안정성은 유의하게 증가되었으며, 환자들의 하지 근력의 증가로 자세유지의 안정성이 증가되고 낙상에 대한 두려움이 감소되었다.

Leg extensor muscle strength, postural stability, and fear of falling after a 2-month home exercise program in women with severe knee joint osteoarthritis (Rätsepsoo 등, Medicina (Kaunas). 2013;49(8):347-53).

빠름과 느림의 미학

일상의 동작이나 스포츠 등 우리가 보통 운동이라고 부르는 것은 골격근이 붙어 있는 근육의 수축이완능력에 의한 것이다. 골격근은 뼈에 붙어 있는 모든 근육의 통칭이다. 전신에 있는 400여종의 크고 작은 골격근은 체중의 40~50%를 차지한다. 의지대로 움직이는 것은 골격근뿐이다.

국내 TV 프로그램 중 〈동물의 왕국〉이란 프로그램이 있다. 그 중에서도 사자의 가족들의 사냥장면을 종종 볼 수 있다. 가능한 한 최대한 사냥감에 가까운 거리까지 접근한 다음 사냥감이 도망을 치더라도 충분히 따라잡을 수 있다고 판단될 때 공격을 시작한다. 그러나 가끔 사냥에 실패하는 경우를 볼 수 있다. 사자는 빠르기는 하지만 장거리를 잘 달릴 수 있는 근육을 많이 가지고 있지 못하다. 사자는 단거리 선수다. 금방 지친다. 어떤 맹수이든지 사냥을 할 때는 자신들의 속도보다 느린 동물을 희생양으로 삼는다. 어느 종류의 동물을 쫓아야 사냥에 성공할 수 있는지 잘 간파하고 있다. 속도는 거의 비슷하지만 자신보다 오래 달릴 수 있는 동물은 사냥감에서 제외한다. 자연의 환경적인 조건에 적응한 덕분일까? 두 다리는 그 요구에 잘 부합되도록 발달되어 있으니 말이다.

골격근은 기능적으로 다른 두 종류로 소위 지근과 속근이다. 문자의 뜻 그대로 지근은 수축 속도가 느리고, 속근은 수축 속도가 빠른 근육이다. 지근은 수축 속도가 느린 반면에 오래 견딜 수 있는 지구성 운동에 적합하고, 속근은 수축 속도가 빠른 단거리성 운동에 적합하다. 따라서 골격근을 구성하고 있는 두 근육섬유의 비율에 따라 단거리 달리기, 또는 장거리 달리기에 적합하다고 할 수 있다. 이 비율은 태어날 때 정해진다. 예를 들면, 속근을 중심적으로 사용하는 대표적인 선수는 세계에서 가장 빠른 남자로 등극한 우사인 볼트선수다. 그는 세계올림픽 100m 대회에서 9.58초로 세계신기록을 갱신했다. 지근을 중심적으로 사용하는 대표적 선수는 마라톤 국가대표 황영조 선수를 들 수 있다. 그러나 성장 후 운동훈련으로 이 비율이 바뀔 가능성은 높지 않아 보인다.

지근과 속근이 쓰는 에너지원(탄수화물, 지방, 단백질)이 다르다. 지근은 산소를 많이 사용하면서 에너지를 쓴다. 따라서 지근은 에너지원이나 산소 등을 공급받을 수 있는 모세혈관과 같은 혈관망이 잘 발달되어야 하고 근육에서 당이나 지방산을 분해하는 데 필요한 효소들의 활동이 잘 발달되어 있어야 한다. 지근섬유가 사용하는 에너지원은 당과 지방산인데 당과 지방산의 사용비율은 운동 강도에 따라 다르다. 운동 강도가 강해질수록 당을 사용하는 비율이 증가하고, 운동 강도가 낮아질수록 지방산의 이용 비율이 증가한다. 그래서 운동하는 목적에 따라 운동프로그램을 달리 해야 하는 것이다.

골격근에는 빠르고 느림의 역동적인 미학을 태생적으로 갖추고 있다. 일반적으로 사람들은 빠르게 움직일 때 사용하는 속근 50%, 느린 동작을 할 때 사용되는 지근 50%로 되어 있다. 이러한 비율이 나이가 들면서 속근이 줄어들고 지근이 상대적으로 늘어난다. 그래서 노인들의 동작이 느려진다. 그러므로 나이가 들수록 운동을 더욱더 권장하는 이유다. 운동하는 것이 노후 보장을 확실하게 해 준다. 실버 보험료 내는 것보다 효율적이고 좋은 사람들과 즐겁게 걷고 맛있는 밥을 먹는 원초본능적인 즐거움이 있는 인생을 살게 할 것이다.

〈최신연구동향〉
내리막길 걷기운동 훈련은 하지근력을 증가시킨다

걷기는 신체적성과 건강을 유지하고 개선시킬 수 있는 가장 자연적인 신체활동이다. 내리막 걷기운동은 특히 노인들의 다리근력을 향상시킬 수 있는 가장 좋은 운동이다. 평균연령 26세의 젊은 여성 32명을 대상으로 일일 30분씩 주 3회 6주간 실시하였다. 걸음걸이 속도는 20% 오름막 경사에서 분당 45m, 내리막 20% 경사 82m 및 20% 오르막과 내리막을 15분씩 병행한 그룹으로 나누었다. 최대근력의 60%에서 근력을 측정한 결과 저강도로 단시간의 내리막 걷기 운동훈련은 하지근력을 증가시키는 것으로 나타났다.

Downhill walking to improve lower limb strength in healthy young adults (Rodio &, Fattorini, Eur J Sport Sci. 2014 Apr 23:1-7).

섹시한 엉덩이

　각국의 미인대회 참가 기준이나 세계미인대회에서 정하는 팔, 다리의 길이, 가슴둘레, 엉덩이 둘레 등, 신체의 길이나 둘레가 형태적인 미인의 기준이 된다. 그러나 기능적이고 미학적인 측면에서 여성들의 아름다움을 평가하는 기준은 다른 것 같다.

　우리나라의 문학작품 속에서 비쳐진 미인의 모습을 반달 같은 미인이라 하고 앵두 같은 입술, 호수 같은 눈동자, 버들잎 같은 눈썹… 모두 우리나라의 미인을 수식하는 말들인데 우리나라의 미인의 기준은 얼굴인 듯 싶다. 다른 나라에서의 이러한 미인의 기준은 어떨까? 예술의 나라 프랑스에서의 이러한 기준에서의 미인은 단연 다리가 길고 발목이 가느다랗게 생긴 여성이 미인이요, 각선미가 기준이 된다.

미국의 미인은 엉덩이가 잘생긴 여성이 미인으로 토마토 같은 미인이라고 하기도 한다. 프랑스인들의 예술성과는 달리 '저출산 현상'의 현실적인 문제를 반영된 것인지, 미국인들의 미의 기준이 섹시한 엉덩이로 선택된 것이 아닌가 한다. 아무튼 서양에서의 미의 기준이 될 만큼 섹시한 엉덩이는 신체에서 차지하는 권위가 대단하다. 섹시한 엉덩이의 구조와 기능을 살펴보자.

엉덩이 근육은 골반 뒤쪽 윗부분과 대퇴골의 윗부분을 수직으로 연결하는 2개의 근육과 그 두 개의 근육 위를 덮고 있으며, 골반의 뒷부분과 선골이 이어지는 관절 부위부터 시작되어 45도 각도로 엉덩이를 감아 싸면서 대퇴골의 중간 부위에 이르는 세 겹으로 엉덩이 근육, 소둔근과 대둔근으로 구성되어 있다.

엉덩이 안쪽의 두 개의 소둔근은 다리를 바깥으로 돌리는 기능, 즉 외전의 역할을 하며 이 두 근육을 싸고 있는 대둔근은 고관절을 바깥쪽으로 회전시키는 역할을 한다. 요추 부위의 신전은 허리의 아랫부분과 엉덩이 근육 및 복근 등은 거기나 달리기와 같은 동작 시에 골반을 적당히 기울이는 역할을 한다. 척추를 바르게 세우기 위한 골반의 정렬은 불필요한 에너지 소비를 줄이고 자세를 바르게 한다. 달리거나 걷기운동을 할 때 뒤에서 앞 사람의 걸음걸이를 자세히 관찰하면 걷기만 하는데도 어깨, 몸통, 엉덩이 등 모든 등 쪽이 약간씩 비틀어지고 꼬이는 모습을 볼 수 있을 것이다. 이와 같이 엉덩이 부위의 근육은 노면의 기울기나 방향 등에 반응하여 역동적인 자세의 안정성을 확보하기 위하여 모든 근육들이 유기적으로 적응하는 모습이 외적으로는 비틀어지고 꼬이는 형태로 나타난다.

신체의 대부분의 근육은 주로 움직이는 주동근과 주동근의 반대로 움직이는 길항근으로 되어 있고 근육의 수축방향에 따라 주동근과 길항근의 기능이 바뀌어 진다. 예를 들면, 다리를 펼 때는 허벅지 앞부분 근육이 주동근이 되고, 허벅지 뒤(햄스트링)에 있는 근육은 길항근으로 움직인다. 하지만 반대로 다리를 굽힐 때는 햄스트링근이 주동근이 되고 허벅지 앞부분 근육이 길항근으로 역할을 한다. 걸음을 걷거나 달릴 때 골반의 적당한 움직임은 중요하다. 사람에 따라서 골반이 비틀어지는 경우가 있을 수 있는데 이러한 경우의 대부분은 복근과 허리 아래 부위 근육의 불균형에 기인되는 경우가 많다.

대퇴 사두근과 햄스트링 근육은 몸통 부위의 복근과 배근이 전, 후로 배치되어 있듯이 대퇴의 전, 후로 균형적으로 배치되어 있다. 이러한 배치된 근육만 보더라도 전체적으로 허벅지의 균형이 중요할 것이라는 것을 예측할 수 있다. 대개 주동근과 길항근의 최소한의 한계 비율을 1:0.7로 보고 있다. 즉, 길항근의 근력이 주동근 근력의 70% 미만으로 줄어들수록 근육 상해가 일어날 가능성이 커진다는 것이다.

전통혼례의 신랑 매달기의 깊은 뜻

우리의 전통혼례 의식 중에 두 발의 노고를 인정해주지 않고 발바닥에 매를 대는 '신랑 매달기'라는 풍습이 있다. 요즘은 많이 안 하는 것 같지만 대한민국의 결혼 풍습 중엔 신랑 발을 묶어서 북어로 발바닥을 때리는 풍습이 있다. 처음의 의도는 신랑의 피로를 풀어주고 첫날밤을 열정적으로 보내라는 의미였을 것이다. 일부 변질되어 결혼한 신랑에 대한 신고식 겸 놀려먹기를 해서 즐겁게 놀기 위한 의미로 바뀌었다. 신랑의 친구들이 북어로 발바닥을 때리면 장모나 장인이 이를 말리는 척하며 친구들에게 술과 음식을 대접하는 형식이고 함진아비들이 신부 식구들에게 장난치는 것과 유사하다. 가끔 너무 두들겨 패서 신랑이 첫날밤도 제대로 못 치르고 냉찜질을 해야 했거나, 결혼이 깨지는 불상사가 발생하기도 했다.

신랑 매달기는 여자 구경을 평생 못해본 숫총각인 신랑이 첫날 밤의 기대와 흥분으로 화기가 위로 솟구쳐 만에 하나 발생할 수 있는 복상사를 예방하고자 다리 쪽으로 기를 끌어 위한 것이라고 한다. 발의 반사점들을 자극하여 신부를 사랑함에 부족함이 없도록 정기를 북돋기 위해서였을 것이다. 결혼식 때 신부의 아버지가 신랑에게 신발을 던지던 풍습에서 유래를 찾기도 하고, 신발을 던지면 다산多産 한다는 견해도 있다.

거꾸로 매달아놓고 발바닥을 신부 측 사람들이 방망이나 몽둥이로 때리는데 심하게 때려 신랑이 화가 나 돌아가는 경우가 생기기도 하고 부상을 당하기도 한다. 동네 남자들이 자신의 동네 신부를 빼앗겼다는 마음에서 격하게 때리는 경우가 있기도 했다.

그리고 여성 발의 뒤꿈치로 여성됨을 판단하기도 했다. 뒤꿈치의 모양이 골반(생식기)의 기능과 밀접한 관계가 있다고 봤다. 일상 생활 속에서 자연스럽게 행해지는 발 자극에서 인체 기능의 변화를 체감했다. 변화의 공통점들을 서서히 깨달아 생활 속에서 활용해 왔을 가능성이 크다.

<최신연구동향>

한국인들의 낮은 뇨 페하지수는 대사증후군과 관련이 있다

뇨의 페하지수(pH)가 낮으면 대사증후군의 요인이 되는 비만이나 인슐린 저항과 관련이 있다. 한국 성인의 낮은 뇨 페하지수와 인구통계학적 요인과 생활양식 요인 등을 포함한 다른 공변량을 조정한 후 대사증후군 요인들 간의 관계를 조사하였다. 2010년 전국에서 남자 1,960명, 여자 2,702명을 대상으로 뇨 페하지수가 5.5 미만과 5.5 이상 집단으로 구분하여 뇨 페하지수와 대사증후군의 관계를 분석하였다. 연령, 성별, 흡연, 음주, 규칙적인 운동, 혈중 뇨소, 질소농도 등을 고려한 후 뇨 페하지수가 5.5 이하인 집단의 대사증후군에 대한 승산비(odds ratio: 이환될 확률이 이환되지 않을 확률의 비율)는 미국심장협회와 국가 심장, 폐, 혈액 연구소의 기준인 1.158~1.573(신뢰구간 95%)의 1.350에 해당되거나, 국제당뇨연맹 기준인 1.082~1.572(95% 신뢰구간)의 1.304에 해당되었다. 대사증후군 요인 중 공복시 혈당량 증가의 승산비는 1.231(95% 신뢰구간 1.058~1.433)였으며, 중성지방의 증가의 승산비는 1.389(95% 신뢰구간 1.189~1.623)으로 유의하게 높은 승산비를 보였다. 따라서 이러한 결과는 한국인들의 낮은 뇨 페하지수는 대사증후군과 관련이 있으며, 대사증후군 요인들 중에 공복시 혈당과 중성지방의 증가와 관련이 높은 것으로 나타났다.

The association between a low urine pH and the components of metabolic syndrome in the Korean population: Findings based on the 2010 Korea National health and nutrition examination survey (Cho 등, J Res Med Sci. 2014 Jul;19(7):599-604).

꿀벅지

대퇴부는 하체에서 가장 중요한 부분이며 우리가 흔히 허벅지라고 하는 부위이다. 우리 인체 중에서 가장 근육이 강하고 많이 모여 있는 곳이다. 몸에 근육량을 늘리기 위해 팔운동이나 가슴운동을 열심히 해도 허벅지 둘레 1cm 키우는 것과 비교가 되지 않을 정도다.

다리근육은 질병을 예방하고 질 높은 삶을 누리는 데 필수 조직이다. 그러나 나이가 들수록 근육은 자연스럽게 줄어들기 때문에 별도의 관심을 가지고 신경을 써서 운동을 하지 않으면 다리 근육을 유지하기 쉽지 않다. 다리근육이 줄어드는 줄은 아무도 모른다. 40대부터 줄기 시작해서 80세가 되면 청년기의 절반으로 준다. 일상생활 하는 데 큰 문제가 없으니 별로 관심을 갖지 않는다. 유전적인 질환이나 감염에 의한 질환이 아닌 대부분의 질환은 다리근육양이 줄어들수록 비례된다.

 젊은 여성들의 경우에는 날씬한 다리를 만들기 위하여 허벅지 근육을 없애려고 갖은 노력을 다 한다. 젊은 30년 예쁘게 하려다가 나머지 70년을 고통 받으면서 살 가능성이 높다. 여성들은 남성들보다 근육량이 더 적다. 오히려 남자들보다 허벅지근육을 키워야 할 판이다. 빙상 선수인 이상화 선수의 허벅지가 24인치라고 한다. 세계 빙속의 여제이기에 멋지기도 하지만 그 건강미가 아름답다. 이제 허벅지는 건강미의 기준으로 자리매김하고 있다.

다리근육과 혈류

왜 근육을 제2의 심장이라고 하는가? 심장은 혈액을 내보내기만 하고 거두어들이는 일은 하지 못한다. 신체 각 조직으로 보냈던 혈액이 다시 심장으로 돌아와야 다시 내보낼 수 있기 때문에 반드시 되돌아와야 한다. 이렇게 조직의 혈액을 되돌리는 중요한 역할을 근육이 한다.

몸 안의 혈관을 교통도로와 비유해 보면 쉽게 알 수 있다. 동맥과 정맥은 고속도로에 비유할 수 있으며, 세포동맥과 세정맥은 지방도로에 해당된다고 할 수 있다. 또 차가 들어가지 못하는 골목길은 모세혈관으로 비유할 수 있으며 이 모세혈관을 통하여 물물교환이 이루어진다. 물론 알파와 오메가는 심장이다. 하행모세혈관의 임무는 산소와 영양소를 개개 세포에 전달하는 것이고 상행 모세혈관은 세포가 만든 이산화탄소나 노폐물 등을 받아서 정맥을 통해 심장으로 되돌려 보내는 것이다. 상행 혈류는 오른쪽 심실에서 폐동맥으로 들어가 폐순환을 하면서 싣고 온 노폐물을 버리고 다시 심장으로 돌아와 영양소와 산소를 온 몸으로 전달하는 임무를 지속하기 때문에 우리가 살아있는 것이다. 혈액이 심장으로부터 조직으로 올 때 까가지는 동맥을 통해 오지만 되돌아 갈 때는 정맥을 통해 되돌아간다.

심장보다 훨씬 낮은 곳을 흐르는 혈액이 어떻게 심장으로 올라갈 수 있을까? 심장으로 되돌리는 많은 기능 중에서 근육의 수축 이완 활동으로 정맥혈관을 압박하는 펌프작용으로 혈액을 심장으로 되돌려 보낼 수 있는 것이다. 그래서 정맥에는 혈액을 항상 심장 방향으로 보내기 위한 판막이 있기 때문에 역류될 걱정은 없다. 근육이 이완하면 혈관도 이완되어 그 안을 혈액이 채우게 되고 다시 근육이 수축하면 이번에는 혈액이 밀려 나온다. 이것을 근육펌프라고 하며 그래서 근육을 제2의 심장이라고 한다.

하루 종일 서 있거나, 앉아 있는 시간이 많은 직종에서 일하는 사람들은 근육 펌프의 작용이 원활치 못해서 다리가 많이 붓는 경우가 많으며 더 심해지면 정맥의 흐름이 정체 될 수 있다. 그러므로 일반 사람들보다 다리를 활발하게 움직이면 근육의 수축과 이완이 반복되어 정맥의 흐름이 좋아질 수 있다. 특히 다리를 활발하게 움직이면 에너지를 많이 사용하게 되므로 체지방은 줄이고 동시에 혈류도 원활하여 노화로 인해 자연스럽게 발병될 수 있는 혈관계 질환으로부터 자유롭게 될 수가 있다.

〈최신연구동향〉

에어로빅운동은 대사증후군 치료에 효과적이다

대사증후군이 있는 여성들에게 유산소 운동과 저항운동 훈련을 병행이 혈압, 기능적 능력, 염증지표 및 삶의 질 향상에 미치는 영향을 실험하였다. 평균연령 35세 여성 13명을 대상으로 예비심박수의 약 65~70% 강도의 유산소 운동 60분과 주동근육의 최대 반복횟수 8~12회를 3회 반복하는 복합훈련을 10주간 실시하였다. 10주 훈련 후 팔의 근력, 악력, 평형성 등은 유의하게 증가되었으며 수축기 및 이완기 혈압, 염증지표 등도 유의하게 감소되었다. 따라서 유산소 운동과 저항운동의 병행 훈련은 혈압, 기능적 능력, 염증지표 및 삶의 질을 향상시키고 대사증후군의 치료에 효과적인 처치 수단이 될 수 있다.

Enhancing of women functional status with metabolic syndrome by cardioprotective and anti-inflammatory effects of combined aerobic and resistance training (Tibana 등, PLoS One. 2014 Nov 7;9(11):e110160).

다리근육과 골밀도

　다리근육을 강하게 하는 운동은 골밀도를 증가시키거나 유지시켜 낙상과 같은 사고로 인한 골절을 예방할 수 있다. 특히, 노인들의 경우 넘어지게 되면 거의 골절을 경험하게 되는데 골반뼈나 골반 뼈에 부착되는 부위의 대퇴골의 골절이 많다. 골반뼈 부위의 골절은 삶의 질을 현저하게 저하시키고 조기 사망으로 이어지게 할 위험이 크다. 두 다리의 중요성이 강조되는 이유다. 인간의 모든 운동은 다리의 운동이 기본이 된다. 적어도 두 다리가 버텨 주어야 운동이 시작된다.

　다리를 잘 보면 골반 뼈에 붙어 있다. 우리 몸통은 이 골반 위에 척추가 얹혀 있는 구조를 하고 있다. 다리의 움직임은 척추의 건강과도 밀접한 관계가 예측 가능하다. 다리의 움직임은 자연히 척추를 건강하게 유지시켜 주는 중요한 역할을 한다. 나이가 들어가면서 생기는 또 하나의 중요한 질환이 골다공증이다. 특히, 여성들에게 더 치명적이다. 운동을 많이 할수록 골밀도가 높아지기 때문에 골다공증이나 골절의 위험이 운동하지 않는 사람에 비해 상대적으로 가능성이 낮다. 특히 골 소실이 가속화되는 노령기의 운동이 중요하다.

노년기에 낙상은 많이 일어나는 사고 중의 하나이다. 낙상은 노화에 따른 근육 활동의 변화와 주동근(동작에 주로 사용되는 근육)과 길항근(동작 시 주로 반대로 작용되는 근육)이 동시에 수축되는 것과 관련이 있을 수 있다. 낙상의 경험이 있는 노인들의 50%와 낙상 경험이 없는 노인들의 27% 정도가 낙상에 대한 두려움이 있는 것으로 보고되고 있다. 한번 낙상을 경험한 노인들은 낙상에 대한 두려움이 또 다른 낙상의 위험을 가중시키는 것으로 보고되고 있다. 걸음을 안전하고 효율적으로 걷는다는 것은 노인들의 낙상을 최소화하는 데 중요하다.

다리를 움직이는 운동이 기타 신체에 미치는 긍정적인 영향은 이루 헤아릴 수 없다. 중년기 이후에 다리를 이용한 운동은 만병통치약보다 낫다. 그래서 두 다리가 두 명의 주치의라는 것이다. 아니 신체 각 부위를 하나씩 맡을 수 있는 많은 주치의보다 낫다.

〈최신연구동향〉

저항성 운동이 비알콜성 지방간과 복부지방을 크게 감소

비알콜성 간 질환자 82명을 대상으로 주당 3회 3개월간 저항성 운동이 간 기능에 미치는 영향을 실험하기 위하여 저항운동 그룹과 스트레칭 운동 그룹으로 구분하였다. 저항운동은 상, 하지를 주로 훈련하는 4가지 저항운동으로 구성되었다. 한 가지 운동당 8~12번씩 반복할 수 있는 무게로 3세트씩 반복하였으며 총 소요 시간은 40분 정도로 하였다. 습관적인 식이평가는 설문지를 이용하여 분석하였다. 저항성운동이 환자들의 복부지방을 현저히 감소시키고 제지방 체중을 크게 증가시켰다. 특히, 팔의 지방량이 다른 몸통이나 복부 지방량보다 크게 감소되었고 혈청 페리틴농도와 총 콜레스테롤 농도가 현저하게 감소되었다.

Effect of resistance training on non-alcoholic fatty-liver disease a randomized-clinical trial (Zelber-Sagi 등, World J Gastroenterol. 2014 Apr 21;20(15):4382-92).

다리근육은 당의 최대저장소다

 우리 몸은 에너지원으로 탄수화물과 지방을 주 에너지원으로 쓰고 있다. 물론 단백질도 중요한 영양소이다. 다만 단백질은 에너지원으로서의 기여가 제한적이다. 과다한 탄수화물과 지방의 섭취는 당 수치를 높이고 비만을 유발한다. 그럼에도 불구하고 우리는 반드시 일정량만큼 탄수화물을 섭취해야 된다. 탄수화물 섭취가 중요한 이유는 우리 신체 기관 중에 당밖에 쓰지 못하는 기관과 세포들이 존재하기 때문이다. 대표적으로 생명유지와 신체기능을 조절하는 뇌신경 조직이다. 당은 간과 근육에 주로 저장되고 당의 저장소인 간에 저장된 당이 주로 뇌신경의 에너지원으로의 중요한 역할을 한다. 간에 저장된 당은 근육에 저장될 수 있는 양의 절반도 되지 않기 때문에 4~5시간 만에 배고픔을 느낀다. 생명 유지를 위한 본능이다.

〈최신연구동향〉

제2형 당뇨, 대사증후군, 유방암 및 전립선암과 생활패턴

제2형 당뇨, 대사증후군으로부터 당뇨환자로 되거나 유방암이나 전립선암의 재발 등을 관리하기 위한 최소한 한 가지 이상, 즉 상담, 스트레스 관리, 금연, 식사조절, 운동 등과 같은 일련의 생활패턴을 개선시킨 후 그 결과를 분석하였다. 1980년부터 2011년까지 발표된 연구논문을 대상으로 다수의 전문가가 반복적이고 독립적으로 참여하여 수집한 자료에 대해 메타분석을 실시하였다. 총 1,288회의 인용된 논문 20편(당뇨=10편, 대사증후군=7편, 유방암과 전립선암=3편)을 선정하고 그와 관련된 논문 80편을 포함시켰다. 질환별 결과는 다음과 같다.

제2형 당뇨: 한 연구에서 13년간 생활방식 중재노력을 한 결과, 비록 생활방식 중재수단에 투약도 포함되기는 했지만 생활패턴 중재그룹은 뇌졸중, 망막증 유발, 자율신경질환 및 신장질환의 유발 등의 빈도가 감소되었다. 많은 연구결과가 신체성분변화, 대사변인, 신체활동 및 식사방법 등의 생활방식 중재가 긍정적인 효과를 미친다고 하였다. 그러나 이러한 결과가 항상 통계적으로 유의하게 영향을 미치지 않았을 뿐만 아니라 적극적인 생활방식의 중재가 지속되지 못하는 한계도 있었다.

대사증후군: 4편의 연구결과가 생활패턴 중재는 제2형 당뇨의 발병 위험을 감소시킨다고 보고하였다. 대부분의 연구에서 신체조성, 대사변인, 신체활동, 식사량 등에 대해 긍정적인 영향을 미쳤다고 하였다. 그러나 대사증후군 역시 이러한 결과가 항상 통계적으로 유의하게 영향을 미치지 않았을 뿐만 아니라 적극적인 생활방식의 중재가 지속되지 못하는 한계도 있었다.

유방암 및 전립선암: 전립선암을 보고한 연구에서 생활패턴 중재는 전립선 특이항원(PSA) 수준을 감소시켰고, 다른 두 편의 연구에서는 생활패턴 중재가 신체조성, 대사변인, 신체활동, 식사량 등에 대해 긍정적인 영향을 미쳤다고 하였으나 일반적으로 통계적으로 유의하게 영향을 미치지는 않은 것으로 보고되었다.

결론적으로 운동과 식사조절을 포함하는 생활패턴의 포괄적인 중재 및 최소한의 한 가지 이상 다른 중재요인은 대사증후군 위험이 높은 사람들의 제2형 당뇨유발을 감소시키고 적극적으로 중재한 일정기간을 초과하여 그 효과가 지속된다. 비록 한 연구의 결과이기는 하지만 이미 제2형 당뇨 판정을 받고 투약을 병행하고 있는 환자의 경우 미세혈관을 포함한 혈관의 건강에 장기간에 걸쳐 효과가 있었다. 암 재발을 억제한기 위한 생활방식 중재는 아직까지 어떠한 결론에 이르지 못하고 있다. 포괄적인 생활패턴의 중재는 이 연구에서 소개된 모든 피험자들의 최소한 단기간의 운동과 식사 및 대사변인을 포함한 행동양식에 긍정적인 영향을 미쳤다.

Lifestyle Interventions for Four Conditions: Type 2 Diabetes, Metabolic Syndrome, Breast Cancer, and Prostate Cancer [Internet].
Sumamo 등, Rockville (MD): Agency for Healthcare Research and Quality (US); 2011 May. Report No.: LFST1209. AHRQ Technology Assessments.

다리 근육과 당뇨

당뇨병의 유발 요인이나 병리에 대한 내용은 이 책의 범위를 벗어나기 때문에 당뇨와 근육에 대한 이야기로 국한한다. 당뇨인들의 대부분은 제2형 당뇨이다. 제2형 당뇨는 단적으로 말해 당의 저장을 촉진하는 호르몬인슐린은 정상적으로 분비되는데 혈액 중의 당을 저장소에 저장하지 못해서 생기는 질환이다.

그렇다면 인체의 당 저장소는 어디인가가 궁금해질 것이다. 다름 아닌 간과 근육에 주로 저장된다. 음식섭취 후 탄수화물이 소화, 흡수되어 혈액으로 들어온 당은 주로 간과 근육에 저장된다. 인체의 간 무게는 약 1.5kg 정도 되지만 골격근의 무게는 앞에서도 언급했듯이 체중의 약 40% 정도이다. 체중이 70kg인 사람이라면 약 28kg이 근육의 무게이다. 저장소의 크기만 비교해 봐도 당연히 당의 주 저장소는 근육이라는 사실을 알 수 있다. 그 중에서도 허리 아래부위인 다리의 근육량은 몸 전체 근육량의 약 70% 정도이니 당연히 몸 전체의 당 저장 70%를 다리근육이 맡고 있는 셈이다.

당뇨병을 좌우하는 것이 당 저장의 문제라고 할 때 당의 조절은 대부분이 근육에서 한다고 할 수 있다. 근육에서도 두 다리의 역할이 절대적이라면 당뇨를 이기려면 다름 아닌 다리 근육을 키워야 한다는 이야기다. 다리 근육의 도움을 받지 않고는 당뇨의 치료는 사실상 어렵다는 말이 된다.

따라서 제1형 당뇨가 유전적 결함에 의한 질환이라고 한다면, 당뇨환자의 대부분을 차지하고 있는 제2형 당뇨는 골격근 질환이라고 말할 수 있다. 운동은 당을 혈액으로부터 근육세포 안으로 운반하는 운반체(단백질)의 양을 증가시킬 뿐만 아니라 인슐린에 대한 민감도 또한 증가시킬 수 있다. 뿐만 아니라 단 한 번의 운동에 의해서도 당 운반 단백질은 현저히 증가한다. 물론 당 운반체의 증가만으로 당 대사능력이 향상된다는 뜻은 아니다. 그럼에도 불구하고 운동은 당 대사기능과 관련된 모든 기능을 향상시킨다. 일단 당뇨로 되면 당뇨 이전으로 되돌리기는 불가능하지만 운동과 식이조절을 통하여 혈당만 제대로 관리되면 정상인과 같은 생활이 가능하다. 특히 이러한 관점에서 혈당을 조절하기 위해서는 다리의 운동이 아무리 강조되어도 모자란다. 다리가 에너지를 사용하는 조직인 동시에 당의 주요 저장소이기 때문이다.

〈최신연구동향〉

심장혈관계질환에는 습관적인 여가활동과 운동훈련 횟수가 많을수록 효과가 있다

여가활동과 운동훈련은 관상동맥질환자를 위한 최근 가이드라인의 중요한 한 부분이 되고 있다. 그러한 아직까지 여가활동과 운동훈련이 당뇨환자의 관상동맥질환에 미치는 효과에 대해서는 잘 알려지지 않고 있다. 연구자들은 제2형 당뇨가 있는 관상동맥질환 환자 539명과 당뇨가 없는 관상동맥질환 환자 507명을 대상으로 2년간 여가활동과 운동훈련이 심장혈관계 질환 위험요인 등에 미치는 영향을 측정하였다. 2년 후 여가활동과 운동훈련을 주당 2~3회 이하로 운동하는 환자들이 주당 3회 이상 운동하는 환자들에 비해 심장혈관계 위험요인들이 유의하게 증가하였다. 제2형 당뇨 유, 무에 관계없이 꾸준한 운동훈련은 심장질환자들의 운동능력을 향상시켰으나 주요 대사 및 자율신경계의 위험요인에는 큰 영향이 없었다. 결론적으로 습관적인 여가활동과 운동훈련 횟수가 많을수록 단기간 심장혈관계질환 요인을 향상시키지만 가정에서 하는 규칙적인 운동훈련은 제2형 당뇨환자의 심장혈관계 질환 위험요인을 크게 향상시키지는 못한다.

Effects of Physical Activity and Exercise Training on

Cardiovascular Risk in Coronary Artery Disease Patients With and Without Type 2 Diabetes (Karjalainen 등, Diabetes Care. 2015 Jan 15. pii: dc142216).

다리와 키 성장

 키 성장은 개인과 국민의 건강 상태를 대변하기도 한다. 키는 다른 신체적인 특성과 같이 유전적인 요인과 환경적 요인에 의해 결정된다. 자식의 키는 부모의 키와 비슷하거나 부모의 평균 키에 가깝게 자라는 것이 일반적이다. 유전적 요인과 여러 가지 호르몬 그리고 성장기의 질환의 여부 등이 신장을 결정하는 요인이 된다. 또 다른 외적인 요인으로서 영양, 운동, 환경과 생활조건 등이 있을 수 있다. 그래서 한 민족의 평균 신장은 그 민족의 건강과 생활수준을 나타내는 지표로 이용되고 있다.

 인간의 키는 출생해서 유아기(2세)에 이르는 동안 가장 급격한 성장을 보이다가 점점 속도가 줄어들고 다시 사춘기(여자: 11~12세, 남자: 13~14세)에 이르러서야 성장속도가 빨라진다. 사춘기 이후의 성장속도는 감소되어 여자의 경우 18~22세에 키 성장이 대부분 완료된다. 남자 역시 여자보다 3년 정도 더 성장의 기회를 가진 후 약 21~25세에 키 성장이 완료된다. 물론 예외도 있다.

이러한 성장 시기에 영양 결핍이라든지 아동학대와 같은 부정적인 영향은 키가 자라지 못하게 하는 영향을 미친다. 영양상태가 키 성장에 절대적인 영향을 미치지만 이에 못지않게 중요한 요인이 부모들의 정신건강의 문제, 부정적인 사회성 및 가정 폭력 등 정서적인 요인이 자식의 키 성장에 중요하게 작용한다. 자식들의 키 성장을 생물학적, 영양학적인 문제만으로 치부해서는 안 된다. 또 어머니의 성장과정이나 임신 중의 건강이 자식의 키를 결정하는 데 중요하다. 임산부의 나이가 낮을수록 자식의 키가 작다는 보고도 있지만, 생물학적 나이의 문제보다는 임산부의 교육 수준, 행동발달과 같은 사회-경제적 환경과 더 관련이 있다는 연구보고도 있다.

키 성장에 대한 유전과 환경 간의 관계는 복잡하고 불확실하기 때문에 정확한 설명은 어렵다. 쌍생아를 대상으로 한 연구 결과에 의하면 유전적 요인이 60~80% 정도 차지하는 것으로 보고되고 있으며, 큰 키 유전자를 가진 사람과 키 작은 유전자를 가진 사람의 차이는 약 1cm 정도라고 알려지고 있다. 키 성장에 환경이 미치는 영향을 알아보기 위해 미국으로 이주해 온 과테말라 어린이를 대상으로 연구한 결과에 따르면, 1970년 과테말라의 마야인디언족 평균 신장은 남자 1m 57cm, 여자 1m 42cm이었다. 과테말라의 내전 동안 백만 명 이상의 과테말라인이 미국으로 이주해 온 자녀들의 키가 과테말라에 있는 동일 연령의 키보다 훨씬 크다는 사실을 보고한 바 있다. 2000년 당시 미국에 거주하는 마야인디언들은 과테말라인보다 키가 10.24cm 더 큰 것으로 보고하였으며 10.24cm 중 다리의 길이가 7.2cm 이상 더 길었다고 하였다. 이러한 차이의 주요 요인으로는 영양과 건강관리를 들고 있다.

현재 우리나라에서는 키 성장이라는 키워드만 치면 수많은 병원과 치료센터가 뜬다. 과연 성장기 아동의 키를 키우기 위해 특별한 처치가 필요하고, 또 그 처치에 따르면 아이가 정상적인 영양과 운동 및 환경에서 성장될 키 이상으로 자란다는 보장이 있을까? 아무도 "그렇다"라고 확언할 수 없다.

우리나라 경제수준이면 아이들의 키는 밥만 잘 먹이고, 잘 놀게 하고, 잠만 잘 재우면 자연스럽게 큰다. 키를 키우기 위해 병원이나 센터를 찾기보다는 재워야 할 시간에 잠을 재우지 않고, 자라야 할 시기에 공부로 인한 스트레스나 불안정한 가정과 사회 환경이 아이의 키 성장을 가로막고 있지 않은지를 살펴봐야 한다.

〈최신연구동향〉

비만청소년들의 비타민 D 결핍과 인슐린 저항

비타민 D 결핍은 비만 청소년들의 인슐린저항이나 당 항상성유지에 대해 부정적인 영향을 미친다. 비타민 D의 결핍은 장래의 제2형 당뇨나 비만인의 대사증후군으로의 발병될 위험이 높다. 비만인의 당대사조절에 미치는 비타민 D의 생물학적 메커니즘은 아직 잘 알려지지 않고 있지만, 말초 내지는 간의 당 흡수를 증가시키고 염증반응을 지연시키며, 췌장의 베타세포의 인슐린 합성과 분비를 조절하는 것으로 알려지고 있다. 특히, 췌장 베타세포의 인슐린 합성과 분비조절과 관련하여 비타민의 활성화형태인 1,25-dihydroxyvitamin D는 건강한 췌장의 인슐린 분비에는 영향을 미치지 않다. 그러나 그 효과가 나타나기 위해서는 염증이나 비타민 D 결핍과 같은 환경적인 자극적 요인이 요구된다고 한다. 현재까지 비만 청소년을 대상으로 한 비타민 D결핍과 당항상성 지표 간의 관계를 밝히려는 연구가 많이 있었다. 전부는 아니지만 대부분 연구결과는 혈중 25-hydroxyvitamn D농도와 인슐린 민감도 또는 인슐린 저항과 유의한 관련이 있는 것으로 보고되고 있다. 이러한 연구결과의 해석은 사춘기 상태, 비타민 D 수준, 부갑상선 호르몬 상태, 비알콜성 지방간 질환 등의 영향과 관련하여 아주 중요한 요인이 된다. 일부 연구에 의하면 인슐린 저항이나 내당능장애를 개선하기 위해 비타민 D를 투여한 결과 긍정적인 효과가 있었다는 임상실험이 보고된 바 있다. 그럼에도 불구하고 좀 더 철저히 계획된 연구, 즉 더 많은 비타민 D결핍 청소년들을 대상으로 투약량과 혈중 목표 25-hydroxyvitamn D 농도 등에 대한 구체적인 연구가 더 필요하다.

Vitamin D insufficiency and insulin resistance in obese adolescents (Peterson 등, Ther Adv Endocrinol Metab. 2014 Dec;5(6):166-89).

다리는 인체의 화로火爐다

다리는 인체의 화로火爐 역할을 한다. 체온을 만들어내는 역할을 하고, 쓸데없는 것들을 태워 없애는 역할도 함께 수행한다. 다리를 이용해 운동해야 과잉 섭취한 칼로리와 신진대사를 통해 쌓인 노폐물을 태워 없애 버릴 수 있다. 비만이나 당뇨, 고혈압, 동맥경화 등도 절대적인 운동량 부족으로 인한 영향이 크다.

다리는 혈액 순환에 깊이 관여하여 또 다른 심장 역할을 한다. 자연의 중력을 거슬러 혈액과 림프를 심장으로 되돌려 보내려면 다리 근육을 자주 굽혔다 폈다 해줘야 한다. 그리고 근육의 수축 이완을 통해 혈액이 순환되도록 한다. 두 다리는 몸에서 가장 힘이 넘치고 역동적인 부위다. 그래서 다리는 활력의 원천이다. 인체의 활력은 근육량과 밀접한 관계가 있다고 볼 때 다리는 근육의 보고다. 근육이 많을수록 원기가 왕성해 보인다. 사실이다.

　근육이 적어 허벅지가 가늘어지고 흐물흐물해지면 쉽게 피로해지는 등 기력이 떨어진다. 하체가 부실하면 남자 구실도 못한다는 이야기도 여기에서 나온 이야기다.

　근육은 인체의 최대 발열기관으로 운동이나 육체노동을 한 뒤에 몸이 뜨거워지는 이유는 당이나 지방산이 산소와 함께 근육에서 연소되면서 열을 발생시키기 때문이다. 지구상의 동물 가운데 체온이 항상 일정하게 유지되는 동물은 조류와 포유류다. 사람을 포함한 포유류와 조류가 아닌 변온동물은 햇볕의 영향을 많이 받는다. 기온에 내려가면 체온도 따라 내려가고 햇빛을 받으면 체온이 올라가면서 동시에 신진대사도 증가하여 이동도 가능해진다. 새벽에는 나비나 잠자리가 꿈쩍도 못하고 있는 것을 볼 수 있다. 뱀이나 개구리 같은 파충류도 날씨가 추우면 맥을 못 추는 이유가 체온과의 관계에 있다. 변온동물들이 주로 태양이 있을 때 움직임이 많은 이유도 여기에 있다.

　사람의 정상체온은 36.5℃다. 우리 몸의 각 기관의 온도는 다 다르다. 피부와 손끝, 발가락, 귓바퀴 등은 거의 외부 기온과 비슷하게 체온이 내려가기도 한다. 체온조절은 의외로 복잡한 신체의 여러 조절 기능에 의하여 이루어진다. 추우면 근육이 떨려 열을 더 많이 내도록 하고, 피부 가까이로 노출되었던 정맥혈관도 수축하고 피하 깊숙이 들어가 체열의 손실을 막는다. 반대로 더

울 때는 땀샘에서 땀을 분비하여 기화열로 열을 분산시켜 체온을 낮춘다. 땀샘은 우리 몸에서 냉각기의 역할을 한다.

감기나 몸살 그리고 바이러스 감염 등에 의한 병에 걸리면 체온이 올라간다. 체온조절 중추인 간뇌는 온도조절 장치와 같은 역할을 한다. 특히 몸에 염증이 생기거나 하면 간뇌는 몸의 기준 온도를 36.5℃에서 상향 조정하여 38.5℃ 이상으로 맞춘다. 자동적으로 체온을 올리는 것은 몸에 침입한 병원균의 활동을 억제하는 방법이기도 하다. 대부분의 병원균은 체온이 올라가면 죽거나 활동량이 줄어든다. 자연스럽게 몸에 침입한 병균의 활동을 억제하는 역할을 한다. 우리의 감기몸살 치료법 중에 몸에서 열이 나면 뜨거운 방에서 이불을 뒤집어쓰고 땀을 낸다. 그러면 가뿐하게 일어나는 것을 종종 보게 된다. 몸 안에 침범한 병원균을 죽이는 역할을 제대로 한 경우다.

우리 몸은 자동 조절되도록 잘 고안된 조직체다.

〈최신연구동향〉

지구성운동은 비만과 제2형 당뇨의 대사능력을 개선시킨다

지구성운동은 비만과 제2형 당뇨의 대사능력을 개선시키는 것으로 알려져 있다. 지구성 운동은 지방축적을 감소시키고 지방, 근육 및 간 조직의 미토콘드리아 생합성능력을 향상시켜 지방산 대사를 증가시킨다. 최근 연구자들은 지구성운동이 비만이나 제2형 당뇨환자의 내장지방에 미치는 영향을 내장지방 관련 유전자의 변화를 분석하였다. 연구결과 운동집단이 비운동 집단에 비해 식이량에 변화가 없이 체중과 지방량이 감소되었고 혈장대사관련 변인들이 향상되었다. 지구성운동은 내장지방대사와 관련된 많은 유전자를 증가시켰다. 결론적으로, 이 연구는 지구성운동 프로그램이 비만이나 제2형 당뇨의 대사능력을 향상시키는데 중요한 역할을 한다는 증거를 제시하고 있다.

Endurance exercise training programs intestinal lipid metabolism in a rat model of obesity and type 2 diabetes (Hung 등, 2015, Physiol Rep. Jan 19;3(1). pii: e12232)

발의 신비

 발을 살펴보면 살펴볼수록 신비하다. 발은 최고의 역학적 구조이면서도 절묘한 조화를 이루는 기관이다. 발 구조의 정교함에는 두 개의 주요한 축이 있다. 하나는 발꿈치에서 엄지발가락으로 이어진 내측 축과 다른 하나는 발꿈치에서 새끼발가락으로 이어지는 외측 축이다. 발의 구조는 결합과 운동성을 유지시켜주는 관절과 인대, 혈관, 신경 그리고 이들을 보호하고 있는 결합조직으로 이루어져 있다. 서로 긴밀하면서도 서로가 서로에게 필요한 조직으로 구성되어 있다.

 엄지발가락에는 2개의 발가락뼈가 있고, 나머지 발가락에는 발가락뼈가 3개씩 있다. 발가락뼈는 인대에 의해 발등뼈로 연결되어 있다. 첫 번째 발등뼈는 가장 큰 뼈다. 발등뼈와 발 뒷꿈치

뼈 간의 간격은 반사작용이 이루어지는 중요한 부위로 작용되고 있다.

발의 중심부분에는 세 개의 뼈로 이루어져 있으며 발등뼈와 연결되어 체중을 지탱하고 몸의 중심을 잡는 역할을 맡는다. 발가락뼈로부터 발등뼈까지 직렬상태와 병렬상태를 유지하고 있는 발의 뼈는 발가락뼈, 발등뼈, 및 발 뒷꿈치뼈로 단단히 결합되어 몸무게를 지탱할 수 있는 구조로 만들어져 있다.

발 뒤꿈치와 반월형 발바닥은 서 있거나 보행할 때 가해지는 체중과 지면으로부터의 충격을 흡수할 수 있는 구조로 만들어져 있으며 발목뼈는 복사뼈가 위아래로 움직이는 지렛대 역할을 한다. 발이 움직이도록 돕는 것은 관절, 근육, 건腱이다.
　발은 단단하면서도 충격을 흡수하고 힘을 전달하기 좋은 구조로 만들어져 있으며 이동을 하기에 편리하도록 구성되어 있다. 발을 포함한 두 다리는 신비할 만큼 역학적으로나 구조적으로 완성된 구조물이다.

생각하는 것의 총 지휘부는 머리지만 몸의 행동을 완성하는 것은 두 다리와 발이다. 정확하게 모두 밝혀진 것은 아니지만 발에는 경혈, 즉 반사점이 무려 7,200개 정도라고 한다. '행동의 핵심 리더'라고 할 만하다.
　푸대접을 넘어 무대접을 받던 발이 새롭게 제자리를 찾고 있다. 젊은 사람도 발을 다쳐 병원에 입원하면 다리가 급속히 가늘어지는 것을 볼 수 있다. 더군다나 노인들이 넘어지거나 아파서 걷지 못하고 누워서 생활을 하게 되면 급격하게 건강이 악화되는 것은 당연하다. 우리가 알고 있는 것보다 발은 많은 일을 하고 있다는 반증이다.

〈최신연구동향〉
정신 및 육체적 우울증에 대한 신체운동의 효과

우울증 환자들에 대한 운동치료의 임상적 가이드라인을 제공하기 위하여 정신 및 육체적 우울증에 대한 신체운동의 효과에 대한 네 가지 메타분석을 실시하였다. 우울증 정도가 경미할 경우 운동의 효과는 항우울증 약물처치나 심리치료 효과에 비교 될 만한 효과가 있었다. 그러나 중증 우울증의 경우 운동치료는 전통적 치료에 보상적인 치료 효과 정도에 그쳤다. 우울증은 심장혈관계 질환, 제2형 당뇨병, 대사성 질환 등과 같은 다른 육체적 질환과 동시에 일어날 수 있는 가능성이 아주 높다. 운동은 이러한 질환들의 유발을 억제하거나 치료하는 강력한 수단이 된다. 운동치료는 신체 이미지를 개선하고 환자들의 스트레스, 삶의 질 및 일상생활의 독립적인 활동을 가능하게 하는 치료전략이 될 수 있다. 그러나 운동치료를 실시하기 전에 환자의 주요 우울증 증상과 신체건강 문제를 숙지하는 것은 중요하다. 뿐만 아니라 우울증 환자들의 동기유발과 운동프로그램에 참여할 수 있도록 하는 동기유발 전략도 중요하다.

Exercise therapy improves both mental and physical health in patients with major depression (Knapen 등, Disabil Rehabil. 2014 Oct 24:1-6).

나이와 근육의 기능

인생의 중년으로 갈수록 신체의 외형은 변화가 많지만 기능면에서는 크게 차이가 나지 않는다. 특히, 40세~60세의 중장년층은 더욱 그렇다. 크게 차이가 나지 않는다. 만약 큰 차이를 느끼면 자기관리를 소홀히 해 온 결과라고 해도 과언이 아니다. 같은 나이그룹에서 벗어나 있다고 봐야 한다. 청년기에 비해 현저한 차이가 나는 것은 70세 이후부터 시작되어 80세 이후부터 뚜렷해진다. 그러므로 80세 이전의 나이는 숫자에 불과하다. 60~70대가 30~40대와 같은 감각으로 생활하는 사람들이 많다. 특별해서가 아니라 일상 생활속에서 습관처럼 매일 매일 자신의 관리를 철저히 해 온 일반사람들이다. 특별한 사람들이 결코 아니다. 바로 지금 그렇게 될 수 있도록 결심하고 실천에 옮겨야 한다. 나이 많은 걸로 폼 잡지 마라. 알아주는 사람도 없다. 어른 대접

받으려 하지 마라. 그런 행동이 자신을 더 늙고 추하게 만든다. 20~30대가 생각하는 것이 뭔지 알려고 노력하고 따라해 보려고 노력해라. Romance Gray라는 소리를 듣게 해주고 '살맛나는 즐거움'을 만들어 주는 일등 효자는 튼튼한 다리일 것이다.

〈최신연구동향〉

근력훈련은 노인들의 평형성과 근 파워를 향상

근력이나 근 파워를 향상시키는 것은 노인성 근 위축을 억제하는데 효과적이지만 오랫동안 유지되었던 자세적 결함을 회복할지는 의문이다. 노인들은 보행 시 불규칙한 노면이나 타의에 의해 갑작스럽게 방향을 전환할 경우 쉽게 넘어진다. 노인들이 넘어지는 경우 골반관절의 골절로 이어지는 경우가 많기 때문에 평형성의 유지는 중요하다. 이 연구는 평균연령 70세의 노인 20명을 대상으로 주당 3회씩 6주간 하지의 근력 및 근 파워훈련이 평형력에 미치는 영향을 실험하였다. 결론적으로 6주간 저항성 근력훈련은 평형성을 15~30% 정도 증가시켰으며, 근력훈련이 근 파워훈련보다 평형성 기능에 더 긍정적인 효과가 있었다.

The effects of strength and power training on single-step balance recovery in older adults: a preliminary study (Pamukoff 등, Clin Interv Aging. 2014 Apr 17;9:697-704).

지지발

　두 발로 서 있는 동작을 제외하면 움직이면서 우리 몸을 직립 자세로 지탱하면서 만들어내는 어떠한 동작도 한쪽 발이 중심축이 되면서 움직이게 된다. 우리들의 걸음걸이가 그냥 앞이나 뒤로 움직여 갈 수 있기 때문에 일상의 움직임으로 무심히 걷게 되지만 거기에는 한쪽 발로 중심을 이동하는 메카니즘이 숨어있다. 어떠한 경우라도 한쪽 다리에 중심을 두고 움직이게 된다.

　김연아가 트리플 엑셀을 뛰는 장면을 연상해 보자. 지지하는 한쪽 발로 점프를 어떻게 하느냐에 완벽한 회전과 착지동작이 가능하게 된다. 두 발의 기능이 동일할 때 완벽해질 수 있다. 만약 한쪽 발이 좀 불편하다고 가정해 보라. 금방 알 수가 있다. 다리를 절면서 걷는 모습을 보게 될 것이다. 두 발의 기능이 같았을 때 모든 동작이 완전해질 수 있다. 그러나 우리의 일상에서 흔히 들 보거나 경험하게 된다.

　인체는 좌우의 대칭으로 이루어져 있다. 두 쪽의 기능이 균등하게 발달된 사람도 있지만 대부분 사람들은 신체의 어느 한쪽을 다른 한쪽보다 더 자주 사용하게 된다. 오른손이나 오른발을 왼손이나 왼발보다 더 잘 사용하게 되어 오른손잡이 내지 왼손잡이라고 한다. 어느 한쪽을 다른 쪽보다 더 잘 사용할 수 있다는 것은 다른 한쪽의 기능이 더 발달되어 있는 경우가 있다. 우리들이 오른손 내지 오른발잡이라고 말할 때 그 손이나 발의 기술적인 측면을 말하는 경우가 일반적이다. 왼발로 점프해서 공간 동작을 하는 운동 종목의 선수들이나 오른발로 슛팅을 하는 축구선수는 신체를 지지하는 왼발의 완전한 중심의 유지 없이는 완벽한 기술을 구사할 수 없다. 물론 신체의 좌우측을 다른 한쪽보다 더 잘 사용하게 되는 데는 개인의 성장과정의 습관에 따라 달라질 수 있겠지만 기본적으로는 좌우측의 뇌 발달에 근거한다. 태생적으로 어느 한쪽의 다리의 기능이 다른 쪽과 차이가 있다는 사실을 인정한다면 위에서 언급한 바와 같이 신체의 중심축이 달라질 수 있다는 사실도 이해할 수 있게 된다.

　한쪽 다리의 근력이 다른 쪽 다리와 다를 경우를 운동선수들과 같이 고도의 기술을 사용하는 경우에는 확연하게 알 수 있다. 하지만 일반인들의 경우에는 동작의 불균형을 경험하기는 쉽지 않다. 특히 기본적인 근력이 유지되고 있는 젊은 시절에는 알기 어렵다. 그러나 보행 시 평형감각의 중요성이 요구되는 연령에 이르러서는 현저해진다. 낙상의 가능성이 높아질 수 있다. 고령자라도 오른손과 왼손의 기능 차이는 크게 문제되지 않는다. 그러나 양쪽 다리의 기능 차이는 그렇지 않다. 걷기의 중심이동에 영향을 줄 수 있다.

두 다리의 기능이 동일할 때보다 어느 한쪽의 기능이 떨어져 있을 경우에는 중심이동 시간이 일정하게 되지 않을 가능성이 있다. 발이 아프면 아픈 다리에 중심을 두는 시간이 짧아진다. 우리가 느끼지 못하지만 미미한 좌우측 근력의 차이가 넘어질 위험성을 높일 수 있다. 노령기의 낙상은 삶의 질을 현저하게 저하시키고 수명도 크게 단축시킨다.

좌우측 뇌의 발달로 시작된 좌우측의 차이를 극복하는 방법은 의지적으로 덜 사용하던 쪽을 더 자주 사용하도록 노력하는 데 달려 있다. 좌우측 다리의 근력이나 평형성은 쉽게 알아 볼 수 있다. 좌우측 다리를 교대로 무릎높이로 들어 올리고 있는 시간을 재어보면 된다. 좌우측 다리로 지지하는 시간의 차이는 없을지 모르지만 눈을 감고 한발 들고 있는 시간을 재어보면 확실히 다른 것을 알 수 있다. 눈을 감고 유지하는 시간을 재게 되면 근력과 평형성을 동시에 평가할 수 있다. 한 발로 서 있는 운동은 시간과 공간에 구애되지 않고 할 수 있는 간단한 운동이지만 근력과 평형성을 훈련하기에는 가장 좋은 운동이 된다. 특히 평소에 잘 사용하지 않는 한쪽 다리로 서 있는 훈련은 100세 시대 삶의 질을 높게 유지할 수 있는 중요한 시작이 된다.

〈최신연구동향〉

축구선수의 두 다리 근력과 슈팅력

축구 경기 중 하지에 부과되는 부하 량이 일정하지 않으면 하지 간 근력의 불균형으로 이어질 수 있다. 그러한 좌우 다리의 불균형이 축구 경기력에 미치는 영향에 대해서는 아직 연구된바 없다. 이 연구는 축구선수들의 다리근력과 좌우 다리의 근육량이 슈팅의 정확도에 미치는 영향을 실험하였다. 축구선수 31명을 대상으로 20m 지점에 목표물을 설치하고 슈팅의 정확도를 평가하였으며, 정확도가 우수한 집단과 비우수한 집단으로 구분하고 다리의 근육량을 측정하였다. 예측한 바와 같이 슈팅이 정확한 선수의 경우 좌우 다리의 근력이나 근육량에는 차이가 없었다. 그러나 슈팅이 부정확한 선수들의 경우 좌우 다리의 근력과 근육량에는 큰 차이가 있었으며, 특히 지지하는 다리의 근력이 현저하게 낮았다. 근육량이 3% 차이가 나면 다리근력이 8%의 차이가 난다. 따라서 축구선수가 슈팅력을 높이기 위해서는 다리근력과 다리의 근육량의 증가시킬 필요가 있다.

Leg strength and lean mass symmetry influences kicking performance in Australian football (Hart 등, J Sports Sci Med. 2014 Jan 20;13(1):157-65).

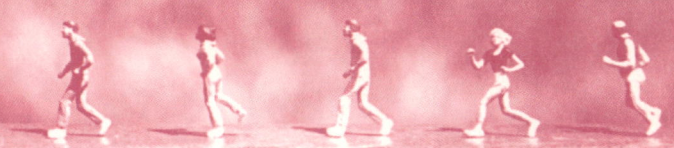

제3부

튼튼한 다리는 내 몸을 돌본다

두 다리가 만든 인생

두 사람이 길을 가고 있었다. 한 사내는 장님이고, 한 사내는 앉은뱅이다. 서로에게 감사하며 길을 가고 있다. 앉은뱅이는 세상의 생김새와 본 느낌을 장님에게 이야기해 주고, 장님은 튼튼한 두 다리로 앉은뱅이가 이야기하는 대로 길을 가고 있다.

"자네를 만나기 전에 나는 걸을 수가 없었지. 두 발이 아무리 건장하면 무얼 하나 앞을 볼 수 없는 걸. 내게 있어 자네는 세상을 볼 수 있는 눈이지."

장님의 말이 끝나자 앉은뱅이가 말을 잇는다.

"나도 마찬가지였네. 자네를 만나기 전에는 떠날 수가 없었네. 나는 세상을 구경하기 위해 여행을 떠나고 싶었거든. 자네를 만나 비로소 여행을 시작할 수 있었지. 나에게 자네는 두 다리지."

장님에게는 건장한 두 다리가 있었고, 앉은뱅이에게는 세상을 바라볼 수 있는 눈이 있었다. 두 사람이 만나 여행을 시작한 것이다. 두 사람이 길을 가는 모습은 다른 사람들과 다른 모습이다. 장님이 앉은뱅이를 업고 길을 가고 있다. 장님은 두 다리를 이용해서, 앉은뱅이는 두 눈으로 여행을 하고 있다.

장님이 앉은뱅이에게 고마워하며 말한다.

"나는 살아있는 동안 여행을 하는 것이 꿈이었지. 자네를 만나기 전에는 꿈도 꿀 수 없는 일이었지."

앉은뱅이가 말을 받는다.

"나도 그렇다네. 나도 여행이 꿈이었어. 하지만 걸을 수 없는 내게는 꿈만 같은 일이었지."

장님이 환하게 웃으며 말한다.

"내게 두 다리가 건강하다는 것에 감사하는 마음을 가지게 된 것은 자네를 만나면서였지. 예전에는 비관만 하고 있었거든. 내가 가지지 못한 것을 비관하는 것이 아니라 내가 가진 것을 자네와 나눌 수 있다는 것이 중요한 것을 알게 해줘서 고맙네."

"나도 그래. 세상에서 가장 나쁜 것은 포기하는 거라는 걸 알았어. 내가 가진 것만 가지고도 할 수 있는 일이 있다는 걸 알았지. 도전은 살아있는 존재가 할 의무라는 걸 알았어."

내가 못 가진 것을 나무라기보다 내가 가진 것을 누군가와 나눈다는 것은 함께 살아갈 수 있는 길임을 보여주는 아름다운 풍경이다.

100세 시대의 건배사

중장년층 이상의 사람들이 연말 동기 모임에서 최소 한 번 이상 들어 본 건배사가 있다면 '구구 팔팔 이삼 사(9988234)'일 것이다. '99살까지 팔팔하게 살다가 이틀 아프고 3일째 죽었으면…' 하는 절박한 구호다. 100세 시대로 접어든 오늘, 우리 모두의 희망사항일 것이다. 단언하건데 그렇게 될 수 있다. 당연히 알고는 있지만 지금 실천하지 못하고 있을 뿐이다. 바로 두 다리를 튼튼하게 잘 관리하면 된다.

의학전문지 「랜싯Lancet」에 실린 보고서에 따르면 세계 각국 성인들의 3분의 1은 운동 부족이라고 한다. 운동 부족으로 인한 사망자는 해마다 증가되고 있다. 운동 부족이 원인이 되어 다른 질환으로 이환되어 사망한 사람들의 수는 흡연으로 인한 사망자와 맞먹는다. 또한 심장병, 당뇨병, 유방암, 대장암 등 각종 암으로 인한 사망자를 전부 합친 수의 10분의 1에 이른다. 그럼에도 불구하고 대부분의 대중매체와 의사 및 건강전문가들은 현재 나타난 질환 자체에 더 초점을 맞추고 있다. 소위 전문가들의 치료중심의 방향설정이다. 이 보고서의 결론이 우리들에게 주는 내용이 의미심장하다.

"운동 부족은 너무나 심각한 문제라서 이 시대의 심각한 유행병으로 취급해야 한다. … 사람들에게 운동의 좋은 점을 일깨우기에 앞서 운동 부족이 얼마나 위험한지에 대한 경각심을 불러일으키는 방향으로 보건복지정책의 발상을 전환해야 한다."

일상생활에서 이루어지는 모든 신체의 활동은 건강에 영향을 주는 가장 중요한 요소다. 특히 운동은 인체의 모든 기관에 영향을 미친다. 최근 연구논문들에 의하면 운동이 암과 당뇨 등을 포함한 대부분의 심혈관계질환을 억제하거나 회복하는 데 도움이 된다고 보고되고 있다. 이렇게 중요한 운동은 모두 두 다리로부터 시작한다.

그러니 '구구 팔팔 이삼 사' 하기를 원한다면 다리 운동을 해야 한다. 다리 운동이 우리에게 주는 작은 선물이 있다면 인생 말년에 다른 사람에게 의존하는 생활을 줄여준다는 것이다. 나이가 들어 제대로 걷지도 서지도 못하는 의존적인 생활을 하게 된다면 이는 다리의 고유 기능인 운동을 소홀히 한 대가인 것이다.

곧 전국을 걷는 길로 연결시킬 기세로 걷는 길과 자전거 길이 늘어나고 있다. 서울을 한 바퀴 휘감는 총 연장 157km의 서울둘레길이 8개 코스로 서울의 역사, 문화, 자연생태 등을 스토리로 엮어 시민들이 느끼고, 즐기고, 체험할 수 있도록 조성되었다. 도로하면 자동차 길이었던 것이 이제는 사람 중심의 길로 진화되고 있다. 이는 두 다리가 행복해지는 길이다.

시간의 법칙

사람이 걸을 수 있다는 것은 살아있음의 증거로 가장 보편적이면서 자연스러운 모습이다. 또한 살아있는 존재로서 가장 유용한 이동수단이며 가장 안전한 행동이다.
아직도 어설픈 인간의 두 다리로 선다는 것은 신에게서 독립하지 못한 것 같지만, 지금의 상황에서 진일보하기 위해 앞으로 나아가는 모습은 그래도 대견스럽다. 몸은 부분이 모인 전체가 아니라 전체를 위하여 부분으로 구성된 살아 움직이는 구조체이다.

비행기 안에서 세계 경제를 이야기하고 국제 물가를 생각하면서 내다보는 하늘은 탑승 순간부터 내리기까지 별다르지 않다. 국제적인 감각을 가진 사람을 만나 세상을 바꿀 중요한 이야기를 하더라도 개인의 인생은 비행기 안이다. 오늘 하루 누구를 만나

어떤 일을 했고 무슨 생각을 가지고 있던지 하루는 어제와 같이 저문다. 얼핏 보면 똑같이 흘러가는 하루하루이지만 인생은 무엇을 하고 어떻게 하루를 보냈는가도 중요하다.

하루의 의미에 높낮이는 없지만 하루를 어떻게 살았는가에 무게가 실린다. 인생은 과정의 연속이다. 태어난 순간부터 죽어가는 것이라는 말도 있지만 태어나는 순간 살아있음을 자각하고 하고자 하는 일을 찾아 하는 것이 인생이다. 노동으로 목적을 이루는 것이 중요한 것이 아니라 어떻게 목적을 위하여 살았느냐가 중요하다. 누구도 인생의 결과를 이야기할 수 없다. 살다가 과정 속에서 사라질 뿐이다. 두 다리의 평생 일인 '걷는다'는 것은 그래서 반복으로 이루어져 있다. 어제의 걸음과 오늘의 걸음이 다르지 않다.

산을 오르는 의미는 산을 내려와야 하는 것을 알고 오르는 데 있다. 산의 정상은 사람이 살 곳이 아니다. 물도 없고, 면적은 좁고, 바람이 거세다. 다시 내려와야 한다. 그래서 등산의 목적지는 신발 끈을 매고 있는 자신이 살고 있는 집의 현관이다. 등산은 집으로 돌아오기 위해, 그러나 깨달음이나 건강 하나 챙겨서 돌아오기 위한 과정일 뿐이다. 집으로 다시 돌아온 순간 새로운 시간이 기다리고 있다. 늘 새로운 상황과 새로운 일정이 기다리고 있다. 그러면서도 매일이 같은 것이 삶이다.

삶은 늘 의외성을 지닌다. 예상치 못한 일이 기다리고 있다. 인생길에도 방향계가 없고, 두 다리에도 방향계가 없기 때문이다.

우리가 살고 있는 세계는 수학의 원리나 하나의 정의에 의해 설명되어진 것이 의외로 없다. 복잡하고 개별적인 특성을 가진 동물들을 하나의 원리로 설명하기가 어렵다. 생명이 바다에서부터 진화되었다면 하나로 설명되는 것이 분명 있을 것인데 아직 찾아내지 못했다.

복잡한 생명계에서 현재까지 밝혀낸 유일한 법칙이 있다. '막스 클라이버 법칙'이다. 막스 클라이버 교수는 서로 다른 동물들이 평생 같은 심장 박동수를 갖는다는 놀라운 법칙을 주장한다. 모든 포유류는 체중의 1/4 제곱에 비례해 신장이 뛰어 체중이 10배 커지면 심장은 2배 천천히 뛰고, 크기에 맞춰 호흡수나 혈액 순환 시간, 수명, 대동맥의 굵기 등은 일정한 비율을 갖는다는 것이다. 체중이 10배 커지면 시간은 약 2배 천천히 간다는 말이다. 쥐에서 코끼리까지 모든 포유류에게 적용되는 법칙으로 생명이 하나의 원리 아래 움직인다는 증거이다.

다시 정리하면 수명은 달라도 생명마다 수명 내에 사는 시간, 즉 생체시간은 같다는 원리다. 세상은 불평등한 것 같지만 큰 원리에서는 같다는 말이 된다. 학자들은 심리적인 시간의 개념을 크기와 심장박동의 관계에서 찾는다. 일반적인 동물들의 수명을 보면 동물의 크기가 커질수록 수명도 일정한 비율로 늘어난다. 심장박동수와는 반대되는 기울기로 이를 곱하면 일정한 기울기가 나오고 이것은 숫자로 나타낼 수 있다. 모든 포유류가 공유하는 심장박동수는 15~20억 번이라는 숫자가 도출된다. 이것이 바로 동물에게 적용되는 시간의 법칙이다. 몸의 크기와 심장박동수가 다르면 몸 안의 생체시계도 서로 다르게 받아들인다는 것이다. 생쥐처럼 심장박동수와 호흡이 빠른 만큼 빨리 크고 빨리 죽는 작은 동물들은 자신의 시간이 느리게 진행되는 것으로 느낀다. 반면 코끼리처럼 호흡이 느리고 심장도 느리게 뛰는 큰 동물은 시간이 빠르게 진행되는 것으로 받아들인다. 결국은 같은 시간을 경험하면 살아간다는 이론이다. 이처럼 동물의 몸의 크기와 심장박동은 모든 포유류를 연결하는 법칙이다.

덩치 큰 코끼리의 걸음이나 작은 쥐의 걸음이 시간 개념상 같은 한 발짝이라는 사실에 위로를 받게 된다. 서로 다른 존재, 다른 시간 속에서 같은 시간을 살고 있다는 것이다.

똥배와 나잇살

 한국 사회는 급격한 변화의 중심에 서 있다. 정치, 문화, 경제, 사회현상 모두가 급변하고 있다. 지난 몇 십 년 동안 변한 것보다 최근 몇 년 동안 변한 것이 더 많을 만큼 빠른 속도로 변하고 있다. 인류가 농경사회에서 산업사회를 거쳐 정보화시대로 변하는 기간이 적어도 몇 백 년이 된다. 하지만 한국 사회는 몇 십 년 만에 농경 사회에서 정보화 사회로 변하고 있다. 잘 적응하고 있어서 그렇지 혁명적인 변화라고 할 수 있다.

 세계적으로 왕조국가에서 민주사회로의 변화와, 농경 사회에서 산업 사회와 정보화 시대를 거의 큰 시차 없이 받아들이고 있는 한국 사회는 변화의 태풍 속에 서 있다. 세계 최빈국에 속해 있던 한국이 지금은 세계 경제의 한가운데에 서 있다. 정보화 부분은 오히려 선도하고 있는 상황이다. 50년 만의 변화다. 그렇다

보니 베이비부머 세대들은 변화를 따라가기 바쁘다.

세상이 변하는 것만큼 '의식주 생활습관'이 빠르게 변하고 있다. 자연스러운 신체 활동이 많이 줄어들면서 '건강한 삶'에 적신호가 켜졌다. 아직도 전 세계의 인류 1/3은 하루에 한 끼를 먹고, 1/3은 하루에 두 끼를 먹고, 1/3은 하루에 세 끼를 먹는다. 우리는 세 끼를 넘어 간식까지 먹고 있어 영양과다로 두 다리는 몸살을 앓고 있다.

이제 일하는 시간은 줄이고 운동 시간을 확보하려는 움직임이 눈에 띈다.

나이와 관계없이 많이 듣는 말이 '몸이 무겁다' '찌뿌둥하다'는 말이다. 어제와 오늘의 몸무게는 변함이 없는데 왜 무겁게 느껴질까? 젊은 사람들이라면 피로가 주된 원인이다. 물론 나이가 많아도 젊은 사람들과 같을 수도 있다. 그러나 장년층 이상으로 갈수록 몸이 어제와 오늘의 차이가 아니라 이전에 비해 매일 매일 이 무거운 느낌이 들 수 있다.

지구에 사는 우리는 자신의 체중을 스스로 알지 못한다. 체중계에 올라서야 비로소 알게 된다. 그럼에도 불구하고 숫자상으로는 알 수 있을 뿐, 실제로 자신의 체중을 느껴 볼 수가 없다. 무중력상태를 체험해 본 사람이라면 자신의 체중이 어느 정도인지 금방 느껴보게 된다. 아니면 자신의 체중과 같은 무게의 짐을 들거나 등에 매어보면 자신의 무게를 예측해 볼 수 있을 것이다. 이렇게 무거운 체중이지만 성장하는 동안 자신의 체중을 견디어

낼 수 있는 근력이 형성되어 있기 때문에 자신의 체중을 감지할 수 없다.

 체중을 구성하고 있는 뼈, 근육 및 지방 등이 있지만 실제적으로 체중을 감당하는 조직은 근육뿐이다. 근육에서 발현되는 근력에 의해 체중을 감당하는 것이다. 따라서 다른 조직의 무게가 변함이 없다 할지라도 근육량이나 근력이 감소되면 피로가 생기게 되고 몸이 무겁다는 느낌이 들게 된다. 감소된 근육이 발현해야 할 근력만큼 남아있는 근육들이 감당해야 하기 때문이다.
 비록 나이가 들수록 뼈의 무게가 약간 감소되기는 하지만 근육이 감소하는 이상으로 지방량이 증가되는 경우가 많다. 그래서 체중의 변화가 없어도 몸이 더 무겁게 느껴진다. 흔히 이러한 현상을 '나잇살'이라고들 한다. 동일한 부피라도 근육과 지방의 무게가 다르다. 그래서 같은 체중이라도 근육이 줄면 똥배가 나오는 것이다.

 우리나라 말에 배부르면 사장도 부럽지 않다는 말이 있고, 중국에서는 배부르면 고향 생각도 안 난다고 하는 말이 있다. 섭취한 하는 에너지량에 비해 신체활동량이 많았던 아마도 1960년대 최빈국 시절 이야기다. 지금은 2015년 대한민국은 선진국 대열에 서 있다.

버스기사와 차장

요즈음 신세대들에게는 차장이라는 단어가 생소하게 들릴지 모르다. 20여 년 전만 하더라도 버스는 운전하는 기사와 승객의 승, 하차를 돕고 요금을 받는 차장에 의해 운행되었다. 차장은 정거장마다 차문을 여닫고 버스를 오르내리지만 버스기사는 하루 종일 앉은 좌석에서 운전만 한다.

다리운동이 건강을 유지하는 데 있어 얼마나 중요한가를 단적으로 지적한 연구가 있다. 세계 제2차 대전 후 영국의 버스 기사의 체력에 대한 연구다. 버스 차장이 있는 버스 기사와 차장이 없는 버스 기사의 체력을 비교하였다. 차장이 있는 버스 기사는 가만히 앉아 운전만 하지만, 차장이 없는 버스 기사는 정류소 마다 먼저 내려 승객들이 승, 하차하는 차문을 열고 내리는 손님들과 짐을 내리는 데 도와주고 다시 문을 닫고 운행하는 일을 반복한다. 이 두 버스기사들의 체력을 비교한 것이다.

　연구결과는 차장이 없는 버스 기사가 더 우월한 체력을 유지하고 있었다. 우유를 받아먹는 사람들 보다는 우유를 배달하는 사람이 더 건강하고, 신문을 받아 보는 사람들 보다는 신문 배달하는 사람들이 더 건강하다. 다리의 움직임이 곧, 건강을 좌우할 수 있는 중요한 요인이 된다는 사실을 시사한다.

공복 시 운동효과

많은 사람들이 공복 시에 운동하는 것이 지방분해를 촉진시킬 것으로 생각한다. 얼핏 생각하기에 공복 시 운동하면 지방을 줄일 가능성이 더 높아 보인다. 공복 시에는 당이 모자라기 때문에 주로 지방이 사용될 것이라는 예측 때문에 그렇다. 일부 연구의 결과에서도 그렇다고 한다. 그러나 이러한 연구 결과는 아직 일반화되지 못하고 있다. 공복 시에 운동을 할 경우에는 간에 저장된 당이 고갈되는 시간이어서 사용되는 에너지가 주로 지방일 것이라는 생각에서 출발된 아이디어이다. 인체에 당이 저장되는 장소는 간과 근육이 대부분이다. 당의 저장소가 다른 만큼 이용되는 과정도 다르다. 당의 총 저장량의 30% 정도가 간에 저장되고 나머지는 대부분 근육에 저장된다.

공복 시에 이르면 간에 저장되었던 당은 거의 고갈될 수는 있지만 근육에 저장된 당은 얼마든지 공복 시 운동 중에 사용이 가능하다. 전날 저녁 식사를 정상적으로 한 경우는 그렇다. 그러나 간에 저장되어 있던 당에 거의 의존적인 뇌 세포를 비롯한 몇몇 특정한 세포들은 공복 시 당 고갈 단계에서 운동으로 인해 당의 이용량이 증가되기 때문에 오히려 해당 세포의 당 결핍현상을 초래할 가능성이 있다. 그렇다고 해서 근육에 저장되어 있던 당을 직접 공급 받을 수는 없다. 근육에 저장된 당은 속근 섬유가 동원되는 강한 운동 강도로 운동할 때 젖산으로 분해되고 혈액으로 흘러나와 다시 간으로 운반되어 당으로 전환되기 전에는 근육에서만 사용 가능하다.

지방분해는 최대능력의 약 35~45% 수준의 낮은 운동 강도에서 지방분해가 최대치에 이르지만 이러한 운동 강도로 운동할 경우 전체 에너지 사용량 자체가 적기 때문에 지방 사용량은 많지 않다. 그러나 운동 시간을 오래할 수만 있다면 가장 좋은 운동 강도임에는 틀림이 없다. 그러나 제한된 운동 시간과 어느 정도 고강도로 운동이 가능할 경우에는 70~80%로 운동하더라도 전체 에너지 소비량이 커지기 때문에 분해되는 지방 비율이 적다하더라도 분해되는 지방량은 저강도로 운동할 때보다 더 많아질 수 있다.

1일 1식과 간헐적 단식

평생 동안 하루에 한 끼 밥과 이틀에 하루씩만 먹고 살 수 있다면 나쁜 방법은 아닐 것 같다. 그러나 이러한 다이어트 방법을 제안하고 있는 장본인들도 아직 평생 동안 해보지 않았고 현재 진행 중이다. 한때 황제 다이어트가 세계적인 선풍을 일으켰다. 그러나 그 장본인은 결국엔 그의 다이어트 방법이 직접적인 사인은 아니었을지는 몰라도 결과적으로는 그 영향으로부터 자유로울 수 없는 질환으로 일찍 세상을 떠났다. 아직은 모른다. 지구촌 사람들이 대대손손 그렇데 먹고 살아 왔다. 1일 3식 했다는 이유로 단명했다는 보고는 아직 없다.

사람을 먹기 위해서 사는 동물이라고 형이하학적으로 폄하하기는 싫다. 또 그러한 다이어트 방법이 지방을 줄이거나 장수하기 위해서라면 얻는 것이 될 것이다. 그러나 또 다른 측면에서는 잃는 것도 있다. 최소한 공동체와는 스스로 격리되는 삶을 살아가야 할 가능성이 있다. 우선은 가족이다. 가족이 모두 이러한 다이어트를 하지 않는 한 식구 중 한두 사람이 식탁을 비우는 아침 식탁을 맞이해야 할 것이고, 이틀에 하루는 한두 식구를 식탁에서는 보지 못하게 될지도 모른다. 그뿐만 아니라 소속되어 있는 사회집단에서도 융화되기 어려운 삶을 살아가야 할지도 모른다.

 사람은 무엇을 위해 살아가는가? 누구나 사는 동안 행복하게 사는 것이 궁극적인 목표일 것이다. 인간의 욕구 중에 가장 강열한 것이 먹는 즐거움이다. 무엇을 먹는 것보다 누구와 먹느냐가 더 중요하다. 가족보다 더 중요한 사람들이 또 있을까?! 체중조절이 문제가 된다면 최소한의 등식만 알면 된다. 많이 먹고 적게 움직이면 비만이 되고, 적게 먹고 많이 움직이면 저체중이 된다. 먹은 만큼 움직이면 일생 동안 1일 3식 하면서 살아도 아무런 문제가 없다.

메기 이론

 같은 생선이라도 신선도에 따라 그 가격은 천차만별이다. 살아 있는 생선을 활어 횟감으로 파는 것과 신선하기는 하지만 이미 죽어있어 찌게거리로 팔리는 가격만 봐도 쉽게 이해된다. 청어는 아무리 살려서 공급하려고 해도 성질이 급해서 운반도중 거의 죽는다고 한다. 그런데 어느 운송업자는 같은 거리를 운반해 오는데도 거의 살아있는 청어를 공급해 큰 수익을 올리고 있다고 한다. 비결이 있었다. 청어를 운반하는 컨테이너에 바다에서 청어만 주로 잡아먹는 메기 한두 마리를 넣어 둔다는 것이다. 청어는 메기에게 먹히지 않으려고 운반 도중에 필사적으로 달아나느라 죽을 시간이 없다는 것이다. 메기에 대한 위기의식이 청어가 운반 도중에 죽지 않고 살아남을 수 있었던 이유이다.

사람들도 처녀, 총각시절에는 상호 선택이라는 위기의식 때문에 자신을 가꾼다. 그러나 일단 시집, 장가들고 나면 이러한 위기의식이 사라진다. 곧 위기가 찾아온다. 물론 이 시기가 시간적으로 내몰리는 삶을 사는 때이기도 하다. 정말 현대인들에게 즐길만한 여유는 많지 않다. 특히 이 시대의 중, 장년기 삶이 그렇다. 그런 가운데 자연스럽게 노화 관련된 대사성 질환을 포함한 다양한 질환이 찾아온다. 이대로 앉아 있으면 큰 위기를 맞는다. 시간문제다.

살아남기 위한 자의적 천적을 곁에 두지 않으면 안 된다. 운반 컨테이너 속에서 살아나기 위해 끊임없이 움직임으로써 살아남은 청어와 같이 일상생활에서 끊임없이 움직여야 위기로부터 탈출 할 수 있다. 국민 소득 2만 불 이상인 국가의 국민들의 기본적인 섭취 칼로리는 사용하는 칼로리보다 높을 수 있다. 위기가 기회라는 말이 있다. 위기가 찾아 왔을 때 위기를 감지하고 잘 관리하면 오히려 더 성공할 수 있다. 이제 선택은 독자들에게 달려 있다.

왜 자고 일어나면 눈이나 얼굴이 부을까?

직장인이라면 잠에서 깨어나 침대 위에서 벌떡 일어나기가 쉽지 않다. 전날의 피로가 풀리지 않은 탓도 있겠지만 잠자는 시간 동안 몸이 받은 중력의 영향이 크다. 우리는 잠자는 시간 빼고는 거의 직립 상태로 생활한다. 잠자는 시간은 쉬는 시간이기도 하지만 중력이 신체 전신으로 작용되는 시간이기도 하다.

지구에 사는 모든 사람들이 규칙적으로 수면을 취하고도 기상 시 일시적인 피로감을 느끼는 것이 바로 직립해 있을 때와 누워 있을 때에 작용하는 중력이 다르기 때문이다. 예를 들면, 직립해 있을 때 심장으로부터 분출되어 나오는 혈액은 머리로 올라가는 혈류양보다 다리로 내려가는 혈류를 타고 흐르기 쉽다. 직립하고 있기 때문에 중력이 아래로 작용하고 있어서 그렇다. 누워있을 때는 머리부터 발끝까지 동일하게 중력이 작용되기 때문에 심장에서 분출된 혈액이 동일한 압력으로 보내어진다. 또한 심장의 아랫부분은 인류가 직립하면서부터 정수압에 잘 적응되어 혈관으로부터 수분이 세포로 밀려들어 오는 데 잘 견딜 수 있지만 머리 쪽에는 정수압에 견디는 세포막의 기능이 약하다. 그래서 자고 일어나면 눈이나 얼굴이 붓는 것이다.

이러한 원리는 인간이 우주 탐사를 시작하면서 쉽게 이해할 수 있게 되었다. 우주인들이 무중력 상태인 우주에 체류하다 지구로 귀환하면 신체 다른 부위보다 얼굴이 부어있는 듯한 모습을 보게 된다. 우주에는 중력이 없기 때문에 심장에서 분출된 혈류의 압력이 신체에 동일하게 작용한 결과이고, 머리 쪽의 세포막이 정수압에 견디지 못해 혈액수분이나 세포 사이에 있는 간질액이 밀려들어간 결과이다. 우주인들은 다시 중력이 있는 지구로 귀환하면서 곧 정상적인 얼굴을 찾게 된다. 잠든 사이 부은 얼굴은 일어나 양치하고 세수하는 동안 금방 가라앉는다. 다만 지구에서 태어나 지금까지 생활해 왔기 때문에 모르고 있는 것이다.

근사하고 아름다운 다리관리법: 1일 3식보다 1일 4식

최근 식이요법으로 다양한 다이어트 방법이 많이 소개되고 있다. 특히 의사선생님들이 체험적으로 소개하면서 1일 1식 다이어트, 간헐적 다이어트가 많은 사람들의 관심을 끌고 있다. 개인적으로는 인간의 생존과 관련된 가장 강열한 욕구를 제한하면서까지 그렇게 해야 되나 싶다. 살아가면서 먹는 즐거움도 큰 것인데 말이다. 즐거움도 즐거움이지만 식이로 지방은 없앨 수가 있을지 모르지만 나이가 들어감에 따라 감소되는 신체의 다른 기관의 퇴행을 억제하지는 못한다. 특히, 골격근은 그렇다. 그러나 아직까지도 그런 다이어트를 죽기 전까지 계속한 사람이 없기 때문에 단정적으로 좋다 나쁘다는 평가를 하기에는 시기상조이다. 그러나 소수의 인원이 이러한 방법으로 성공했다 할지라도 다른 모든 사람에게 동일한 결과를 기대할 수는 없다. 사람이 다르기 때문이다.

 우리가 먹는 밥이 에너지원이기 때문에 반드시 먹어야 한다. 전통적으로 해오고 있는 1일 3식은 현대인들에게는 충분하지 않다. 1식을 더 늘여 1일 4식을 해야 한다. 그 1식은 간식이 아닌 주식으로 1식이 필요하다. 1일 4식 중 1식은 운동식이다. 우리들의 생명유지에 절대적 에너지인 당을 뇌신경으로 규칙적으로 공급하기 위해 1일 3식을 한다면 그 식사로 인해 생길 수 있는 부작용이 질환으로의 이환을 억제하거나 예방할 수 있는 1식이 바로 운동식이다. 운동이라기보다 신체활동이다. 운동하기 싫으면 신체활동량만 늘이면 된다. 또 먹은 것이 없거나 활동량에 비해 섭취 칼로리가 적다면 결코 활동량을 늘이지 않아도 된다. 문제는 기초대사량+활동칼로리가 음식 섭취 칼로리 간의 평형을 유지하는 것이 중요하다.

 기초대사량을 계산하는 방법은 다양하지만 가장 많이 쓰는 공식이 Harris-Benedict 계산공식을 소개한다. 남성과 여성의 계산공식이 같지 않다.

 남성: 66+[(13.7 x 체중(kg)] + [(5 x 신장(cm)] − (6.8 x 나이)
 여성: 655 + [(9.6 x 체중(kg)] + [(1.7 x 신장(cm)] − (4.7 x 나이)

 1일 총 섭취 칼로리와 1일 총 사용 칼로리를 아는 것이 중요하다. 그래야 에너지의 섭취와 사용량의 대차대조표를 보아 가면서 조절할 수 있다. 만약 그날 섭취 칼로리가 사용 칼로리보다 몇 칼로리라도 많았다면 달밤에 체조를 해서라도 다 쓰고 자야 한다. 내일로 미루면 잉여 칼로리는 지방으로 저장되고, 그렇게 모인 칼로리가 7000kcal가 쌓이면 지방 1kg이 늘어난다.

　1일 4식을 강조하는 이유는 현재 우리들이 섭취하는 칼로리가 사용하는 칼로리 보다 많을 가능성이 매우 높기 때문이다. 그중의 1식, 즉 운동식은 반드시 30분 이상, 한 시간 정도 땀 흘리면서 운동해야 한다. 한 시간 동안 그런대로 뛰기 편한 운동 강도로 달리면 약 500~600kcal 소모시킬 수 있다. 이런 운동이 싫다면 섭취 칼로리를 사용량에 맞추어 줄이면 된다. 그러나 섭취 칼로리만 줄이면 시간경과(나이)에 따른 감가상각비용은 회복하지 못한다. 즉, 나이에 따라 저하되어 가는 신체의 기능을 유지하거나 향상시키지는 못한다는 뜻이다.

근사하고 아름다운 다리관리법: 꿀벅지를 만드는 적절한 근력운동

장년기 이후의 근력을 중년기와 같은 수준으로 유지하기 위해서는 반드시 규칙적이고 조직적인 근력훈련을 해야 한다. 앞에서 언급한 바와 같이 청년기가 지나면서 인체의 골격근은 숫자와 크기가 병행하여 감소된다. 가령에 따른 자연적인 감소임에도 불구하고 근력훈련은 가령에 따라 수나 크기의 감소되는 양을 억제하는 역할을 할 수 있기 때문이다. 가능하면 청년기부터 지속하는 것이 가장 바람직한 방법이지만 어느 연령대라도 지금 바로 시작하는 것이 중요하다. 연령대와 관계없이 지금부터라도 그 감소되는 속도를 억제할 수 있기 때문이다.

근력을 효과적으로 발달시키기 위한 몇 가지 잘 알려진 원칙이 있다. 학자들에 따라 다양한 원리를 제시하고 있지만, 최소한 두 가지의 원리는 염두에 두고 훈련을 해야 한다. 첫째, 과부하의 원리, 둘째, 점진성의 원리이다. 과부하의 원리란 헬스클럽의 운동기구를 이용하던지 집안에서 자신의 체중을 이용하여 훈련을 하던지 평소에 사용하는 근력보다는 더 강한 근력이 동원되는 노력을 해야 근력이 향상된다는 원리이다. 예를 들어 어른이 아이들이 할 수 있는 무게로 훈련하면 근력향상이 되지 않는다는 것이다. 힘 들이지 않고도 할 수 있는 운동으로는 훈련시키고자 하는 근육을 충분히 자극할 수 없기 때문이다. 아이러니하게도 근육은 근력훈련으로 인해 근육섬유에 미세한 손상이 일어났을 때 근육세포막에서 휴식하고 있던 줄기세포가 활성화되어 근핵을 생산하여 손상된 근육세포를 치유하는 과정에서 근육이 커진다.

근력을 빠르게 증진시키기 위해서는 자신의 최대 근력의 80~100%의 무게로 훈련하는 것이 최선의 방법이기는 하지만 초보자들이 이러한 무게로 시작하는 것은 근육상해를 입을 가능성이 높기 때문에 최대근력의 60% 수준에서부터 시작하는 것이 일반적으로 추천되고 있다. 최대근력의 60% 수준부터 시작하여 점진적으로 최대근력에 가까운 무게로 훈련하면 된다. 실제적으로 헬스클럽과 같은 기구를 이용하여 처음 근력훈련을 시작할 때는 이용하는 기구에 관계없이 12~15번을 반복 할 수 있는 무게로 시작하여 1~3세트(1세트는 12~15회)로 하여 5세트까지 할 수 있는 근력이 향상되면 다시 12~15회 할 수 있는 무게로 증가시켜 훈련하면 된다. 이렇게 근력증가에 따라 점진적으로 무게나 세트수를 재조정하는 것이 점진성의 원리이다. 근육의 파워를 향상시키기 위해서는 최대근력에 가까운 무게로 훈련하는 것이 좋지만 근지구력을 훈련하기 위해서는 가벼운 무게로 반복횟수 많이 하여 지칠 때까지 하는 것이 일반적인 훈련방법이다.

근사하고 아름다운 다리관리법: 아침에 눈을 뜨자마자 시작하자

잠자는 동안 근육이 이완된 상태로 있다고 생각할 것이다. 그러나 곧게 펴서 잠을 잘수록 인체의 큰 근육들은 수축하고 있는 상태가 된다. 예를 들어, 똑바로 누어 송장 잠을 자는 것을 자랑스럽게 말하지만 인체는 더 피로해진다. 허리는 배 쪽으로 굽혔을 때 등 근육이 이완된다. 꼿꼿하게 송장 잠을 잘수록 다음 날 아침에 더 피로를 느낄 가능성이 있다. 아기가 엄마 뱃속에 있는 사진을 연상해 보자. 다리와 등을 배 앞 쪽으로 굽히고 있는 자세를 알 수 있다. 아기가 10달 동안 그런 자세로 있어도 피로를 몰랐던 자세이다. 가장 편한 자세이면서 근육을 이완시키고 있는 자세이다. 이런 자세로 잠을 자는 것이 피로를 최소화할 수 있을 것이다. 옆으로 누워 새우잠을 자는 것이 큰 근육을 이완시켜 자는 가장 편한 잠이다.

잠자는 동안 긴장되었던 대 근육을 서서히 움직여 이완을 시킬 필요가 있다.

먼저 기지개를 시원하게 쭉 펴보자. 쭉 쭉 쭉 ~

그런 다음, 두 다리를 15도 정도로 들어 올린 다음 좌우 다리를 자전거 페달을 돌리듯이 조금씩 굽혔다 폈다 하는 동작을 하게 되면 자연스럽게 허리근육까지 긴장을 완화시킬 수 있다. 침대 위에서 할 수 있는 다리 운동이 많다.(10분)

첫째, 다리 모아 들어올리기를 할 수 있다. 복근과 대퇴부위 근육을 강화할 수 있는 좋은 근력 운동방법이다.

둘째, 다리를 곧게 편 다음, 오른발이나 왼발 중 한쪽 발을 다른 발목 위로 교차시킨 상태로 엉덩이는 바로 두고 발만 15도 각도로 들어 올려 좌우 15도 각도로 돌렸다 원위치로 하는 동작을 하는 것도 또 다른 복근과 대퇴부위 근육을 강화할 수 있는 좋은 근력 운동방법이다.

침대 위에서 할 수 있는 운동은 위와 같은 동작을 각자가 응용하면 다양한 형태의 다리 근력운동으로 개발할 수 있다.

근사하고 아름다운 다리관리법: 출퇴근길에서

돈 들이지 않고 훈련하는 또 다른 다리 훈련의 팁이 있다. 지하철을 이용하여 출근하는 사람들이라면 빈 좌석을 사냥하는 일을 포기하면 된다. 지하철은 고요하게 운행되지 않는다. 곡선철로도 많고 속도변속 구간도 셀 수 없이 많다. 앞뒤 좌우로 마구 흔들어 놓는다. 천혜의 다리 훈련시간이고 장소이다. 작심하고 주위의 손잡이를 잡지 말고 두 발바닥을 바닥에 붙이고 견뎌봐라. 하지의 모든 근육이 동원된다. 하지근력뿐만 아니라 평형성까지 향상시킬 수 있는 좋은 기회다. 응용능력이 뛰어나다면 아마 외발로 서서 출퇴근을 결심하리라! 지하철에서 닦은 훈련의 효과는 평생토록 넘어지는 사고와는 이별하고 살 수 있다. 하지근력과 평형성의 보상이다. 노년기에 넘어지는 사고는 삶의 질을 완전히 바꾸어 놓는다. 천당에서 지옥으로의 이동이다.

지하철을 내려 출구로 가는 길은 에스컬레이터와 계단이 있다. 계단은 또 하나의 좋은 다리 근력을 향상시킬 수 있는 훈련코스다. 대부분의 지하철 계단은 1%도 안 되는 사람들만이 계단을 걷는다. 우리들 주변에 있는 건물의 계단만 이용해도 튼튼한 다리 훈련은 충분하다. 아무리 다리 근력이 없는 노인이라도 한 계단은 올라 갈 수 있다. 또 노력하면 두 계단, 세 계단…. 마침내 몇 층 계단을 다 올라 다닐 수 있다. 그러나 대부분 사람들은 "태산이 높다"고만 한다.

근사하고 아름다운 다리관리법: 가정이나 사무실에서

　가정이나 사무실이나 벽이 있는 공간만 있다면 가능한 또 다른 다리 근력훈련 방법을 소개한다. 이 방법 역시 간단하다. 벽에 등을 대고 다리는 어깨 넓이로 벌려 곧게 선 다음, 천천히 등을 벽에 밀착시킨 그대로 앉을 수 있을 때까지 앉았다가 천천히 일어선다. 일어설 때도 앉을 때와 마찬가지로 등을 벽에 완전히 밀착한 채로 일어서면 된다. 더 이상 반복할 수 없을 때까지 하면 된다. 두 발의 폭을 좁히면 좁힐수록 다리근육에 가해지는 부하는 더 커진다. 과부하를 적용할 때 이용할 수 있다. 물론 매번 할 때마다 한 번 더 할 수 있도록 노력해야 점진성의 원리를 충족시킨다.
　의자에 앉아있을 때, 다리를 바닥에서 들고 일을 해보자. 허리와 연결된 허벅지 부위를 시작으로 허벅지 전체가 뻐근해지고 복근에 힘이 들어가는 것을 느낄 것이다. 앉아서 일하면서도 허벅지와 복근을 강화시키는 운동을 하는 것이다. 또한 전화업무가 많은 서비스 업종에 근무하는 사람들에게 더욱 권장한다. 내 몸의 컨디션이 좋아지면 목소리도 상냥해지기 때문이다.

근사하고 아름다운 다리관리법: TV를 보면서 섹시한 엉덩이 만들기

　역도선수들이 허리를 강하게 할 목적으로 시작된 운동이지만 이제는 일반 헬스클럽 등에서도 훈련방법이 소개되어 일반화되어 가고 있다. 간단하다. 손은 깍지를 끼워 머리 뒷부분에 대고 허리를 곧게 편 상태로 앞으로 숙였다 폈다 하는 동작을 반복하는 운동이다. 다리는 곧게 편 채로 하는 방법과 무릎을 약간 굽혀 하는 방법이 있다. 마치 아침인사를 공손히 하는 자세와 같아서 Good morning exercise라고도 한다. 허리 근육을 강화시킬 수 있는 운동이지만, 히프라인을 예쁘게 유지할 수 있는 좋은 운동방법이기도 하다.

　하지근력의 향상을 위해 자신의 체중으로 할 수 있는 좋은 방법을 몇 가지만 소개한다. 간단하다. 연령층, 성별, 장소에 관계없이 할 수 있다. 다리가 90도 이상 굽혀지도록 앉았다 서는 동작을 반복하는 방법으로 다리 근육은 물론, 보너스로 척추를 반듯하게 세우는 허리근육을 키우는 데 최선의 방법이다. 운동선수들도 많이 이용하는 훈련 방법이다.

  훈련방법을 좀서 상세하게 설명한다. 먼저 두 발은 어깨 넓이로 벌려 바르게 선 다음, 허리는 곧게 펴고 허리근육에 힘을 주면서 엉덩이를 뒤로 빼는 듯한 모습으로 천천히 대퇴와 종아리간의 각도(무릎각도)가 90도 이하로 될 때까지 앉았다 반대로 엉덩이를 앞으로 밀어 넣는 듯 한 모습으로 허리는 곧게 편채로 천천히 일어난다. 이때 팔은 깍지를 끼워 머리 뒤로 하거나, 특히 깍지 낀 두 팔을 앞으로 곧게 뻗어 훈련하면 어깨 근육 운동을 동시에 하게 된다. 이 동작을 더 이상 지속하지 못할 때까지 반복하면 된다. 매번 할 때마다 1회라도 반복횟수를 늘여 가도록 하면 된다. 점진성의 원리의 적용이다. 이 동작은 헬스클럽에서 바벨을 어깨에 얹어 스쿼트하는 방법과 동일하고 효과도 동일하다. 명심하라! 대퇴가 아프고 터질 듯한 느낌이 올 때부터 근육과 근력이 증가되기 시작한다는 사실을···.

근사하고 아름다운 다리관리법: 자태를 아름답게 만드는 바른 걸음

바른 걸음걸이는 등을 펴고 턱을 약간 가슴 쪽으로 당기고 시선은 10~15m 전방을 향하고 걷는 자세이다. 배에 힘을 주고 발끝의 진행방향이 정면을 향하고 팔과 어깨는 자연스럽게 앞뒤로 흔들며 걷는 모습이다. 체중이 발뒤꿈치 바깥쪽에서 시작해 엄지발가락 쪽으로 실리게 걷고 발이 닿을 때 가볍게 지면을 밀듯이 힘들이지 않고 걷는 자세다.

발끝은 11자가 되게 하고 뒷무릎을 펴서 쭉 펴야 한다. 발이 앞으로 오고 중심은 전체적으로 약간 앞으로 기우는 듯한 모습이다. 발의 교차는 양 무릎은 스치듯, 팔을 뒤로 쭉 뻗어서 순간 앞으로 날아가듯 이동하는 것이 핵심이다. 걸음걸이는 반복되는 신체활동으로 바른 보행은 아름다운 몸매를 만들어준다.

올바르지 않은 걸음걸이는 인체의 어느 특정부위를 약하게 만들고 균형을 깨뜨려 체형을 비뚤어지게 만든다. 걸음걸이는 대부분은 후천적이다. 생활습관이나 교정으로 고칠 수 있다는 것을 의미한다. 높은 구두를 자주 신는 여성이나 키 높이 깔창을 사용하는 사람들의 경우에는 앞쪽으로 쏠린 무게중심 때문에 충격을 완벽하게 흡수하지 못해 보행 자세가 뒤틀려 척추가 변형될 수 있다.

바른 걸음걸이를 유지하려고 해도 어색한 걸음이 되는 경우가 있다. 이미 골반의 불균형이 진행되어 고관절이 틀어져서 그렇다. 골반이 틀어진 상태에서는 걸음걸이가 불균형하며, 장기간 방치 시 좌우 골반이 더 어긋나게 되고 양쪽 다리 길이 차이는 물론 전신의 체형불균형을 가져올 수 있다. 여성의 경우 골반은 출산할 때는 벌어진다. 또한 우리가 평상시 걸어 다닐 때에도 약간씩 벌어지거나 움직인다. 골반이 틀어지는 현상은 자가진단으로도 쉽게 알아볼 수 있다. 보통 스커트를 입었을 때 치마가 종종 돌아간다거나, 좌우 허리가 들어간 위치가 다르고 좌우 엉덩이의 높이가 다른 경우에도 의심해보아야 한다.

출산 후에 골반이 벌어졌다가 다시 오므라질 때 제자리를 잡지 못하면 인대가 늘어나고 체형과 걸음걸이에 그대로 영향을 미친다. 아기를 낳고서 걸음걸이가 달라졌다면 골반 위치가 정확한지 확인해보아야 한다.

한쪽 다리에 무게 중심을 두고 서는 짝다리를 자주 하면 체중이 실리는 쪽 골반은 올라가고, 반대쪽 골반은 주저앉는다. 무릎 관절 연골에 문제가 생기고 한쪽 무릎만 관절염에 노출될 수 있다. 서 있을 때 자세는 우선 옆에서 봤을 때 발목부터 귀까지 일직선이 되도록 해야 한다. 앞에서 봤을 때는 좌우 다리의 무게중심이 50:50이 되도록 바로 서야 한다. 의자는 부드러운 쿠션이 있는 의자보다 몸이 긴장할 수 있는 딱딱한 재질의 의자가 좋다. 발바닥이 바닥에 닿고 귀, 어깨, 팔꿈치, 고관절의 중심선이 일직선에 놓이도록 앉는 것이 신체의 체중을 최대한 분산시켜 몸의 부담을 최소화할 수 있다.

바른 걸음 방법으로는 턱을 들어 올려 시선을 전방 15m 정도 앞을 보고, 발을 뻗어 착지할 때는 발꿈치부터 착지하면서 엄지발가락까지 밀착하면서 걷는 모습을 연습해야 한다. 모델같이 무릎을 스치며 걷는 걸음걸이가 있다. 과장된 몸짓으로 걷고 나면 어깨 결림이 생긴다. 모델워킹을 하는 사람은 척추가 휜 척추만곡증이나 가방을 한쪽 어깨로만 매는 사람에게 생길 수 있다. 중심이 뒤로 쳐져 있어 안정감이 없어 보이는 보행이다. 모델워킹을 하는 사람은 아랫배를 살짝 누르면서 몸의 선이 자연스럽게 펴지도록 해야 한다. 양 다리의 무릎 간격도 서로 스치지 않게 약간 떨어뜨려서 걷는 것이 좋고, 엉덩이가 처지지 않고 올린다는 느낌으로 걸으면 좋다. 머리에 책 한 권 올려놓은 듯 고개를 바르게 세우고 즐거운 마음으로 걷자. 당신의 자태가 아름다워질 것이다.

조선의 명의 '허준선생'이 추천하는 행보行補

약으로 몸을 보호하는 약보藥補, 음식을 먹어 몸을 건강하게 하는 식보食補, 걸어서 건강을 유지하는 행보行補가 있다.

약으로 건강을 유지하는 것보다 음식으로 건강을 찾는 것이 좋고, 건강식을 찾기보다는 운동을 하는 것이 더 낫다는 말이다. 걷기는 출발이자 마무리다. 두 다리는 두 명의 의사다. 그것도 내 몸을 평생 무료로 돌보는 주치의다.

다리는 인간 활동의 근원이다. 우리는 거의 이 근원적 존재를 무시하고 살아가고 있다. 그냥 신체의 한 부분으로 생각해 왔거나 아예 무관심하게 살아가고 있다. 그러나 단 일주일만 다리를 움직이지 못하게 하면 우리 신체에는 어떠한 변화가 일어날까? 외관상으로는 아무런 변화가 일어나지 않는 것 같지만 신체 내부에서는 엄청난 변화가 일어난다. 골밀도가 감소되고, 당 운반 능력이 감소되고, 대사 기능에 관련된 모든 기능이 감소된다. 이러한 결과는 우주인들이 미세중력의 우주공간에서 일주일간 체재 후 지구로 귀환했을 때 일어난 결과이다. 미세중력이 전신의 운동기능을 거의 완전히 배제시킨 결과이다. 다리의 건강은 신체의 건강지수를 가늠하는 가늠자 역할을 한다.

역사교과서와 특히 드라마 〈명의 허준〉으로 우리들에게 각인된 조선시대의 명의 허준이 저술하고 세계 유네스코에 세계의 문화유산으로 등록될 정도로 유명한『동의보감』에 건강하게 사는 법을 이렇게 저술하고 있다. "약으로 건강을 유지하는 것보다 음식으로 건강을 찾는 것이 좋고, 음식으로 건강을 유지한 것보다 걸어서 건강을 유지하는 것이 낫다." 두 다리의 움직임은 보약보다 낫고, 좋은 음식을 가려 먹는 것보다 낫다. 운동량이 절대적으로 부족한 현대인에게는 더욱 유효한 일이다. 지금부터 500년 전에 유효했던 말이지만 이 시대에 더욱 강조되어야 할 말이다. 걷기는 인간으로서의 알파요, 오메가다.

직립한 이후부터 두 다리는 숙명적으로 생명이 다할 때까지 걸어야 할 사명을 부여받았다. 두 다리를 잘 관리하는 것은 사용하지 않고 편하게 쉬도록 하는 것이 아니라 숙명적으로 부여받은 기능을 제대로 하게 하는 것이다. 인간으로서 존재의 이유와 인생을 직접적이면서도 확실하게 실천해가는 기관이다. 두 다리는 인생의 가교역할과 살아있음을 증명하는 혁명적인 실체다.

일일 보행숫자와 심혈관계 질환

다리를 강하게 하는 방법은 단순하고 명쾌하다. 다리를 튼튼하게 하는 최고의 비결이며 걷기는 최고의 장수 비결이다. 특히, 신체에 무리를 주지 않으면서 다리를 튼튼하게 할 수 있는 가장 안전한 운동방법이다. 이러한 이유에서 만보계와 같은 걸음걸이 숫자나 걸은 거리에 따른 칼로리 소모량 등을 알려주는 기기들이 출시되어 현재에도 많은 사람들이 사용하고 있다.

한 연구 보고서에 의하면 심장혈관계 질환자들이 입원한 수많은 병실에 하루에 10,000보 이상 걷는 사람은 단 한 사람도 없었다. 일일 보행 숫자와 심장혈관계로 입원한 환자의 수는 역상관 관계를 갖는다. 걷기의 운동효과에 대해서는 재론할 필요가 없다. 빠른 걸음으로 걸으면 자신의 최대 산소섭취능력 또는 자신의 최대 운동능력의 약 35~45% 수준으로 걷게 된다. 더 빨리 걸을 필요도 없다. 이 정도의 속도로 걸을 때 지방이 가장 많이 태워진다. 자신의 최대 운동능력의 약 35~45% 수준의 걸음걸이 속도는 숨이 차지만 같이 걷는 사람과 이야기하면서 걷거나 조깅하는 운동 강도이다.

숨이 차지만 같이 걷는 사람과 이야기를 하면서 걷는 속도로 빠르게 걸으면 개인에 따라서는 조깅과 같은 달리기의 효과를 거둘 수 있다. 근력을 키우고 심폐기능과 지구력을 향상 시켜주는 것은 운동이나 신체활동 시 많은 칼로리를 소모시킬 능력을 갖추는 것이다.

걷기의 운동효과는 얼마나 될까. 보통걷기로 걸으면 1분에 75m 정도 걷는다. 이때 소모되는 열량은 3.3kcal 정도 된다. 만보걷기 시에 필요한 열량을 대략 300kcal로 본다. 300kcal를 소모하려면 보통걷기로 1시간 30분 걸어야 한다. 1분에 90m를 걷는 속보의 경우 4.2kcal가 소비된다. 300kcal를 소비하려면 1시간 10분을 걸어야 한다. 걷기의 운동효과를 거두려면 어느 정도의 운동량이 좋은가를 살펴본다. 처음 걷기 운동을 시작할 때 한 번에 30분 정도를 1주일에 3~4일 정도 한다. 점차 익숙해지면 걷는 속도와 주당 걷는 횟수를 늘린다.

걷기는 규칙적인 열량소비로 고혈압 협심증 심근경색 등 심혈관질환의 위험을 감소시키고 당뇨병과 비만을 개선하는 데 최적이다. 반면 달리기는 심폐지구력을 높이고 전체적인 근골격계를 단련시킨다.

무릎 관절염 환자들에게 뒤로 걷기를 권장한다

 일반적으로 관절염환자들은 걷지 않는 것이 더 좋다고 주장하는 사람도 있다. 결코 그렇지 않다. 어떻게든 다리를 적절히 활용해야 빠르게 회복할 수도 있고 건강을 유지할 수 있다. 관절염 환자들에게 적합한 운동이 있다. 바로 뒤로 걷기다. 뒤로 걸으면 무릎관절을 굽혀지는 각도가 훨씬 적기 때문에 통증유발을 줄여 관절염 치료에 도움이 된다.

 관절염 환자뿐만 아니라 다리 근육이 굳어 걷기 힘든 고령자나 무릎 수술 환자, 인대에 부상이 있는 사람에게 좋은 것이 뒤로 걷기다. 근육과 인대 등은 평소에는 잘 쓰지 않던 부위다. 인체운동이 고르게 발달하도록 하는 효과가 있다. 또한 균형 있게 발달한 근육과 인대는 무릎 관절을 튼튼하게 만들어주고, 관절염 증상을 개선하며, 통증을 줄여 주는 효과도 있다. 다리 부상을 치료한 후 재활을 위해 뒤로 걷기를 하는 것에서도 뒤로 걷기의 장점을 확인할 수 있다. 사실 관절염 환자들은 무릎 충격에 예민하기 때문에 운동을 기피하는 경향이 있다. 뒤로 걷기는 발의 앞쪽이 먼저 땅에 닿은 뒤 중심부분인 발바닥 바깥쪽을 거친 뒤 뒤꿈치까지 주물러주듯이 지면에 닿아 무릎에 전해지는 충격이 줄어든다. 걷기 운동의 효과를 충분하게 보면서 무릎도 보호할 수 있어 관절염 환자에게 적합한 운동이 된다.

뒤로 걷기는 잔디밭이나 흙길 같은 곳을 걸어야 더 큰 효과를 기대할 수 있다. 건강한 사람들이 일상생활을 하면서 뒤로 걷는 일이 거의 없다. 대부분 다리 근육을 앞으로 걷는 근육을 사용한다. 뒤로 걸을 때의 주의 사항으로는 평소 쓰지 않던 근육에 힘이 가게 되므로 운동 전 5~10분 정도 준비 운동을 할 것을 권한다. 뒤로 걸을 때 발 앞쪽 전체가 지면에 고르게 닿도록 하는 것이 방법이다.

뒤로 걸으면 양 다리가 어색하고 조심스럽다. 그래서 집중과 주의가 더 요구된다. 이동하는 과정 중에 양 팔과 양 다리를 펴야 한다. 무릎 관절 근육의 부하를 가중시키게 된다. 무릎 관절 주위의 근육 인대와 근육이 긴장되고 운동이 되면서 무릎 관절염에 대한 예방과 치료에 도움을 준다.

허리통증을 치료하고 예방할 수 있다. 뒤쪽으로 걸으려면 반드시 몸을 곧게 세워야 한다. 몸을 뒤로 젖혀진다. 이렇게 하면 척추와 등 부위 근육이 평상시보다 큰 중력 저항과 운동을 하게 된다. 이로 인해서 척추와 등 부위 근육은 특수한 운동 효과를 볼 수 있다. 장기간 동안 지속적으로 하면 요통을 예방과 치료에 도움이 된다.

외형상으로도 등이 굽어지는 것을 방지한다. 허리를 굽히고 고개를 숙여 공부를 하거나 일을 하는 직업을 가진 사람이 뒤로 걷는 운동을 행하면 몸을 곧게 세울 수가 있어 등이 굽어지는 것을 예방할 수도 있다.

뒤로 걷기는 평상시 뇌를 자극하는 운동으로 효과도 있다. 그만큼 집중력을 필요로 하기 때문이다. 그러나 신체조절기능이 약한 노약자들에게는 조심스러운 운동이다. 넘어질 수 있다. 뼈가 약한 노인들은 특히 조심해야 한다. 뒤로 걷기를 할 때 20~30분 정도가 좋으며 매일 2~3회 정도 운동하면 더욱 효과가 있다.

인간과 자동차의 에너지

　모든 생명체가 살아가기 위해서는 에너지가 필요하다. 생명체가 아니더라도 도구나 기기가 그 고유한 기능을 하기 위해서는 전기나 기름과 같은 에너지를 필요로 한다. 사람을 포함한 모든 동물들은 동물이든 식물이든 먹어야 산다. 자동차도 휘발류로 움직이는 차는 휘발유를, 경유를 쓰는 차는 경유를 사용하여 움직여 갈 수 있다. 이와 같이 차든 사람이든 반드시 에너지가 공급되어야 제 기능을 할 수 있다는 점에서 닮았다. 특히, 자동차와 인간의 에너지의 저장과 이용방법은 거의 같다. 사람이 사용하는 에너지는 근육 속에 이미 저장되어 있으면서 산소를 사용하지 않고도 에너지가 분해되어 근육을 수축시키는 무산소 에너지와 에너지가 분해될 때 반드시 산소가 필요한 유산소 에너지가 있다. 자동차에도 에너지가 사용될 때 산소가 필요 없는 배터리에서 나오는 에너지와 산소가 반드시 있어야 연소가 되어 차를 추진시키는 휘발유나 경유가 있다.

　아무리 좋은 자동차라도 사용하지 않거나 가끔 사용하고 세워두면 일정하게 계속 사용하고 있는 차보다 빨리 망가진다. 움직이도록 만들어진 기계다. 사람도 마찬가지다. 움직이도록 창조된 인체가 움직임을 잃어버리고 멈추어 서 있으면 쉽게 고장이 난다. 연식이 오래될수록 고장의 빈도와 정도는 커진다. 사람도 나이가 많아질수록 발병이 되거나 질환으로 이환될 가능성이 높아진다.

오늘 행동하라, 가장 잘 사는 방법이다

나이가 많을수록 근육량이 줄어들게 되고 고혈압, 고지혈증, 비만 등이 한꺼번에 올 수 있다. 특히 당뇨환자에게는 운동을 해야 효과적으로 혈당조절을 할 수 있다. 식후 적당한 운동을 해야 올라갔던 혈당을 떨어뜨릴 수 있는데 빠르게 걷는 정도의 운동이 당뇨병 환자에게 가장 좋다. 당뇨병에 걸린 사람이 정상인보다 3배나 근육량이 줄어들 가능성이 커진다. 특히 당뇨병은 남성보다 여성이, 서양인보다 동양인이, 그리고 나이가 많을수록 당뇨병에 걸릴 확률이 높아진다. 그러나 두 다리가 튼튼한 사람이 당뇨병에 걸릴 확률은 현저하게 줄어든다.

당뇨병 환자에게는 운동을 통해 근육량을 유지하는 것이 중요하다. 운동은 인슐린 민감도를 증가시켜 포도당이 근육세포로 이동하는 것을 도와주며, 혈당을 빠르게 감소시킨다. 근육운동은 혈당을 효율적으로 낮추고 인슐린 반응이 좋아지도록 하는 역할을 한다. 근육이 발달되면 전반적인 혈당조절능력이 향상되어 당뇨병 예방과 치료에 도움이 된다. 당뇨병 발병의 억제나 치료를 위해서라면 인체 근육의 70%가 몰려 있는 다리운동을 통해서 근육량을 늘리는 것이 무엇보다 중요하다.

오히려 다리근육이 너무 발달해 걱정하는 여성들도 있지만 건강에는 더 없이 좋은 현상이다. 빙상선수인 이상화 선수의 허벅지가 24인치라고 한다. 세계 빙속의 여제이어서 멋지기도 하지만 그 건강미가 아름답다. 허벅지 근육은 자랑이어야 한다.

직접적인 임상실험결과 가장 좋은 운동방법은 격렬한 유산소 운동과 근육 운동 모두를 하고 있는 집단이었다. 1주일에 격렬한 유산소운동을 포함시켜 150분 이상을 하고, 근육운동을 60분 이상 하는 한 여성은 운동을 전혀 하지 않은 여성들과 비교해 당뇨병의 발병 위험이 67% 낮게 나왔다.

운동방법은 어렵게 생각할 필요가 없다. 단순하면서도 마음이 내키는 쪽으로 선택하는 것이 우선 중요하다. 우선 자신이 좋아하는 운동을 선택하는 것이 중요하다. 운동 시간도 자신이 편하게 정해야 무리 없이 즐거운 마음으로 운동을 지속할 수 있다. 욕심이 있어서 힘든 운동을 강하게 하면 짧은 기간에 지쳐서 포기하게 된다. 운동은 지속적으로 즐거운 마음으로 아무런 부담 없이 할 수 있어야 한다. 한마디로 즐겨야 한다. 며칠을 할 것이 아니라 평생을 통해 해야 하는 일상적인 것이어야 하기 때문이다.

걷기는 만인의 운동이다. 걸을 때는 신발은 체중의 1% 정도 되는 것을 신을 것을 권장한다. 밑창은 부드럽고 탄력이 있어 발이 쉽게 피로해지지 않는 것으로 준비하면 좋다. 신발의 볼은 발가락을 조금 넓힐 수 있을 정도로 여유 있어야 한다. 큰 보폭으로 '천천히' 걸으면 허벅지·종아리 근육을 강화시킬 수 있고, 큰 보폭으로 '빨리' 걸으면 심폐기능을 강화시킬 수 있다. 결과적으로 장기간 지속하면 고혈압 환자들도 혈압이 낮아진다. 고혈압 환자가 1주일에 1시간 이상 속보로 걷는 운동을 하면 혈압이 떨어지는 연구도 있다. 일본 국립건강·영양연구소와 국립요양소 중부병원이 고혈압 환자 207명을 대상으로 실시한 연구 결과다. 1주일에 1시간 이상 빠른 걸음으로 걷는 운동을 한 것만으로도 혈압이 내려가는 것을 확인했다. 한꺼번에 많이 걸어도 좋고, 나눠 걸어도 효과는 마찬가지인 것으로 나타났다. 특히 혈압이 높은 사람일수록 효과가 두드러진 것으로 밝혀졌다.

뒷산도 좋고, 앞산도 좋고, 강가도 좋고, 들판도 좋고, 동네 한 바퀴도 좋다. 혼자 걸어도 좋고, 둘이 걸어도 좋고, 떼로 걸어도 좋다. 걸으면 부지런하고 건강한 사람들과 만난다. 처음 30분 정도는 천천히 걷게 되지만 일주일이 지나면 한 시간에 십 리는 걸을 수 있다. 보름이 지나면 이십 리를 걸을 수 있다. 몸이 먼저 반응한다. 몸이 먼저 즐거워하는 것을 깨닫게 된다. 마음도 덩달아 즐거워진다. 새가 우는 것이 아니라 새가 노래하는 것이란 것을 깨닫게 된다. 걸어라. 걷지 않으면 죽는다.

그리고 무엇보다 실행이 중요하다. 건강이 달라지고, 인생이 달라진다. 긍정적으로 건강이 달라지고, 마음이 달라진다. 여유는 건강과 마음이 편안한 상태에서 온다. 다시 이야기하지만 오늘부터 행하라. 미루면 그만큼 내 인생의 하루가 사라진다. 내 인생을 만들 수 있는 날은 유일하게 오늘뿐이기 때문이다.

내 몸을 만든 것이 내가 날마다 먹은 음식이듯 내 인생을 만든 것은 바로 평범하고 바로 코 앞에 있는 오늘이다. 오늘 행동하라, 가장 잘 사는 방법이다.

걸어야 산다

걷는다는 것이 단순하고 반복적이며 기본적인 움직임에 불과하다고 치부하기엔 너무 큰 비밀이 담겨있다. 인간 행위의 근원인 두 발로 걷는 것이 멈추는 순간 동물성을 잃어버리는 첫 단초가 되고, 두 다리로 걷기 시작하는 순간 생명성을 확인받게 되는 척도가 된다. 한 걸음을 떼는 순간, 우리 몸속에는 206여 개의 뼈와 600개 이상의 근육이 일제히 움직이기 시작하고, 모든 장기들이 활발한 활동을 하게 된다. 걷기의 출발이 건강의 출발이고, 걷기의 멈춤이 병의 시작이라는 등식이 과장이라고 하기에는 직접적으로 보여주는 상황이 너무 확실하다. 걷기는 단순하지만 신비롭고 과학적인 움직임이다.

걷기는 인류의 가장 완전하고 안전한 운동이다. 가장 기본적이고 원초적이며 부작용이 없는 운동이다. 두 발로 불균형하게 걷게 되면서 일어서야겠다는 의지를 가져야 했다. 두 발의 하중이 늘어난 반면 두 손의 자유가 인간을 변화하게 만들었다. 다른 동물들이 이동을 위한 네 다리를 활용하는 대신 인간은 두 손의 잉여가 세상을 바꾸어놓게 만들었다. 두 손으로 식물의 채취가 자유로워졌고, 무기와 농기구를 만들고 그릇을 만들 수 있었다. 엄청난 변화를 만나게 되었다. 인간 스스로 변화를 감탄하면서 동시에 변화를 두려워하기에 이르렀다. 자유는 세상을 개벽 수준에 이르게 했다.

하지만 인간에게는 여전히 뿌리칠 수 없는 것이 있다. 노동을 기계가 해주자 남는 시간이 생겼고, 남는 시간을 머리만 사용해서 살아가는 수준에 이르렀다. 인간의 동물성을 상징하는 움직임이 부족하게 되었다. 인간은 근원적으로 동물에 속한다. 동물은 움직여야 하는 존재다. 인간이 움직이는 것을 줄인 순간 문제가 생겼다. 새로운 병이다.

병의 원인은 두 가지에서 온다. 하나는 음식이고, 하나는 생활습관이다.

병의 원인을 고치면 병도 나을 수 있다. 음식과 생활습관을 바꾸면 건강뿐만이 아니라 인생 전체도 바뀔 수 있다. 현대인의 생활습관 중에서 가장 부족한 것은 운동 부족이다. 병이 두 가지에서 왔다면 두 가지를 고치면 병은 사라진다. 이러한 원인에서 기인된 병은 치료해서 낫는 것이 아니고 걸어서 나을 수 있다. 걷기는 이동수단이면서 동시에 치유인 것을 확인하게 된다. 이렇게 주장하는 사람도 있다.

"걸어야 산다."

의외로 걷기가 건강을 되찾는 중요한 행위라는 것을 알게 된다. 전염성 질환을 제외한 병의 근원이 대부분 운동 부족이 주요 원인이라면 적절한 운동을 해 병의 원인을 제거해주니 치유가 될 수 있다는 말이다. 이러한 원리를 강력하게 주장하는 사람들이 늘고 있다. 몸의 문제를 걷기를 통해서 해결하려는 경향이 강하게 생겨나고 있다.

걷기를 잃어버린 현대인들에게 반기를 들고 공격을 해 온 것이 질병이다. 성인병의 많은 부분이 운동 부족이고, 운동 부족 중에서도 걷기를 비롯한 기본적인 신체활동의 부족이다. 걷기운동을 생활화하면서부터 항상 무겁고 뻐근했던 어깨와 목이 가볍고 시원해졌다는 이야기는 흔히 듣게 된다.

두 다리는 두 다리만의 문제가 아니라 건강의 기본이라는 것을 알 수 있다. 사소한 것을 바꾸니 엄중한 치유가 다가온다. 논에 물을 댈 때 작은 물꼬 하나가 담당한다. 마찬가지 원리다. 작은 것을 고치니 건강이 제대로 찾아온다는 것을 확인하게 된다. 사소한 것 안에 중요한 것이 숨어있기 때문이다. '걷기 혁명'이라고 할 수 있다. 그리고 '걷기의 기적'이라고 할 수 있다.

걷기의 혁명이 치유의 기적을 만든다. 맞는 말이다. 지금 바로 시작해도 늦지 않다. 현재라는 시간에서 가장 바른 시간이 바로 '지금'이기 때문이다. 행동 없는 기적은 일어나지 않는다. 실천만이 기적을 만들고, 행위만이 건강을 만들 수 있다.

KBS-1TV가 방영한 〈생로병사의 비밀〉에서 밝혀졌다. '기적의 걷기 치료법 530'이라는 제목으로 방영한 내용을 요약하면 이렇다. 1주일에 5일, 하루 30분 걷는 것만으로 건강을 유지하는 것이 과연 가능한가라는 주제였다. 결론은 이렇다. '가벼운 운동'으로만 인식하는 '걷기'의 효과는 결코 가볍지 않다는 결론이다. '저강도 운동'인 걷기를 장시간 하는 것은 달리기와 같은 '고강도 운동'을 단시간 하는 효과를 뛰어넘는다는 새로운 사실이다.

걷는다는 것이 단순하고 반복적이며 기본적인 움직임에 불과하다고 치부하기엔 너무 큰 비밀이 들어있다. 인간 행위의 근원인 두 발로 걷는 것이 멈추는 순간 동물성을 잃어버리는 첫 단초가 되고, 두 다리로 걷기 시작하는 순간 생명성을 확인받게 되는 척도다.

10,000시간의 법칙

인생의 열쇠는 자신만이 가지고 있다. 누구도 대신해서 열어줄 수가 없다. 인생의 방향도 마찬가지다. 목표가 있어 일을 즐기면서 하는 것 자체에 두면 마음도 여유로워지고 보다 창의적인 생각도 많이 가지게 된다. 1만 시간 법칙이란 것이 있다. 누구나 한 분야에서 전문가가 되기 위해선 최소 10,000시간을 투자해야 한다는 것이다. 매일 3시간씩 10년의 노력을 뜻한다. 어릴 때 바이올린을 배우기 시작해 어른이 된 뒤 어떻게 성장했는가에 대한 연구가 있다. 세계적인 바이올리니스트가 된 학생들은 1만 시간 이상을 연습했다. 평범한 바이올리니스트가 된 학생은 8,000시간, 남에게 바이올린을 가르치는 사람이 된 학생은 4,000시간을 연습했다.

말콤 그래드웰이 지은 『아웃라이어』를 통해 알려진 1만 시간 법칙은 심리학자 앤더스 에릭슨이 1990년대 발표한 「재능 논쟁의 사례 A」라는 논문에 잘 나타나 있다. 에릭슨은 세 군으로 나누어 실험을 했다. 제1군은 영재들로 장래에 세계적인 피아노 솔로 연주자가 된 학생, 제2군은 그냥 잘 한다는 평가를 받은 학생, 제3군은 전문 연주자가 아닌 평범한 음악교사가 꿈인 학생들이었다. 세 군 모두 5세 전후에 피아노 연주를 시작했다. 초기 몇 년 간은 대략 일주일에 두세 시간씩 비슷하게 연습을 했다. 8세부터 연습시간이 달라지기 시작했다. 잘하는 아이는 그렇지 못한 아이보다 연습을 더했다. 20세가 되었을 때 영재 학생은 모두 1만 시간을 연습했다. 그냥 잘하는 학생은 8천 시간, 미래의 음악교사는 4천 시간을 연습했다. 아마추어나 프로 피아니스트의 결과도 마찬가지였다. 아마추어들은 어릴 때 일주일에 세 시간 이상 연습하지 않았고 스무 살이 되면 모두 2천 시간 정도 연습한 것으로 나타났다. 반면 프로 피아니스트는 스무 살이 될 때까지 매년 연습 시간을 꾸준히 늘려 1만 시간에 도달했다. 1만 시간의 법칙은 작곡가, 수영선수, 소설가, 스케이트선수, 피아니스트, 바둑기사 그밖에 다른 분야에서도 적용된다. 전문가가 된다는 것은 꾸준한 노력이 필요하다.

  그러나 인생을 산다는 것은 전문가로 산다는 건 아니다. 평범하게 사는 삶이다. 태어나면서 받은 그대로 두 다리로 걸으면서 사는 것이다. 그러나 현대문명이 우리네 다리를 묶어 버렸다.

우선은 체중을 버티지 않으니 편하지만 곧 편해진 데 대한 응분의 보상이 따른다. 다리근육의 위축이 그 보상이다. 신체 근육의 70%를 차지하고 있는 다리의 부실화는 전신의 부실화로 이어질 수 있기 때문이 그 심각성은 더해진다.

1965년 일본에서 심장혈관계환자들을 대상으로 입원 전 평상시 하루 보행수를 조사한 흥미 있는 연구가 있었다. 입원하고 있는 환자 중 하루에 13,500보 이상 걷는 환자는 없었다. 다른 말로하면 예외적인 경우가 아니라면 하루 13,500보 이상 걸으면 심장혈관계와 관련된 질환으로 이환될 가능성이 없다는 말이 된다. 즐겁지 않은 일을 10,000시간 몰입하기란 어렵다. 그러나 때로는 즐겁지 않은 일이지만 태어나면서 천명으로 받은 것은 호불호의 선택권이 없다. 10,000시간의 법칙이 자신의 노력을 배신하지 않듯이 하루에 10,000보는 우리를 배신하지 않으리라 확신한다.

사소한 습관 하나를 바꾸면 건강을 찾을 수 있다

건강의 중요성은 자주 이야기해도 지나치지 않다. 현대인들의 경우 활동량이 적고 앉아 있는 시간이 많아 체력이 약해지고 신체 기능도 떨어지기 쉽다. 편리를 찾다보니 건강을 잃어버릴 수 있는 생활습관들이 많다. 그리고 육체노동이 자연스러운 인간 활동의 원초적인 행동인데 이제는 거의 사라져가고 있다. 근육을 사용해서 일을 할 상황이 줄어들고 있다. 학생이나 직장인은 장시간 앉아있어 하체의 혈액순환이 잘 되지 않고 부종이 생기거나 통증을 느끼는 경우도 많다.

그렇다고 수업시간이나 근무시간 그리고 작업을 하는 시간에도 운동을 할 수 있는 여건이 되지 않는다. 하지만 운동부족은 심각한 문제를 불러온다. 자주 걷거나 운동을 하는 것이 필요하지만 그렇지 못한 경우에는 발을 자주 자극하는 것이 건강 유지에도 도움이 된다. 손을 주무르거나 발을 자극하는 방법이 좋다. 쉽게 할 수 있는 방법으로 의자에 앉은 자세 그대로 신을 벗고 두 발을 부딪치거나 두 발로 서로 비벼주는 자극이 필요하다. 하루에 오전, 오후 한 번씩 10분 정도만 해도 효과가 있다.

습관을 바꾸는 것이 일상적으로 운동하는 효과를 볼 수 있다는 점에서 적극 고려해 볼만하다. 자가용을 이용하는 것보다 대중교통을 이용하는 것을 생활화하고, 대중교통을 타되, 한두 정류장은 걸어가는 습관을 붙이고, 점심시간이나 회식이 있을 때 멀지 않은 거리라면 걸어서 이동하는 것을 생활화하면 건강이 달라진다. 비만을 걱정하는 사람의 경우는 체중감량에도 효과적이다. 누구나 알고 있지만 실천을 그리 쉽지 않다. 편리한 것을 먼저 선택하기 때문이다. 잠깐의 편리함보다 건강을 염두에 둘 필요가 있다.

차를 타는 시간을 줄이고 걷는 시간을 늘리는 것이 효과적이다. 집에서 휴식을 취할 때도 가만히 앉아 있거나 누워있지 말고 맨발로 걷거나 발에 자극을 주면 건강에 도움이 된다. 집안일을 노동이라 생각하지 말고 운동이라 생가하고 하면 재미도 있고, 건강에도 좋다.

여성들의 경우는 외모에 신경을 쓰지 않을 수 없다. 부츠를 신게 되면서 발은 물론이고 하체의 혈액순환에까지 문제가 발생할 수 있다. 혈액순환이 잘 되지 않으면 다리에 피로가 오면서 혈액순환 장애로 수분과 지방, 노폐물이 축적되어 부종도 발생할 수 있고, 피부결이 거칠어질 수 있다. 부츠는 위생에도 문제가 있을 수 있다. 부츠를 오래 신으면 땀이 차고 세균 번식으로 무좀이 생기거나 발 냄새가 생긴다. 따라서 외출 후에는 항상 깨끗이 발을 씻고 마지막에 찬물로 여러 번 헹군 다음 물기를 발가락 사이까지 꼼꼼하게 닦아서 완전히 말려야 발 냄새를 줄여야 한다.

평상시 앉아있을 때 발을 자주 자극해주면 좋다. 발바닥과 발뒤꿈치, 발가락과 발목까지 빠짐없이 주물러주는 것이 좋고, 양쪽 발바닥을 서로 맞대어 온기가 느껴질 때까지 비벼주는 것도 좋다. 발가락을 꼼지락거리며 움직여주는 것도 좋다.

사소한 좋은 습관 하나가 건강을 책임져줄 수 있다. 하나가 좋은 방향으로 바뀌면 다른 것도 따라서 좋은 방향으로 바뀐다. 선순환을 만들 수 있는 방법 중에서 뛰어난 효과가 있는 것이 바로 생활습관을 바꾸는 것이다. 인생은 습관이 만든다. 건강도 습관이 만든다. 사소해 보이는 것이 사실은 가장 큰 것일 때가 많다. 지그 내 몸을 이루고 있는 것이 내가 먹은 음식으로 이루어져 있듯이 지금 나의 건강은 나의 평소 운동습관으로 만들어져있다는 것을 깨달아야 한다. 오늘부터, 지금부터 좋은 습관 하나를 바꾸어보자. 건강이 달라지고, 생활이 달라지고, 인생이 달라진다. 인생은 오늘을 차곡차곡 쌓아올린 것이기 때문이다.

하늘이 가르쳐준 것과 땅이 가르쳐준 것

사람은 나누기를 좋아한다. 분별, 다른 것을 구분하여 나누는 것을 이르는 단어다. 사전에도 비슷하게 정의되어 있다. 사전적인 정의는 이렇다. 서로 다른 사물을 종류에 따라 나누어 가름, 종류에 따라 나누어 가르다. 우리의 몸도 크게 나누면 상체와 하체로 나눈다.

공부의 단계는 단순, 복잡, 단순의 단계를 거친다. 서예를 배울 때도 비슷한 과정을 거친다. 악필, 순필, 악필의 순서다. 처음에는 공부를 할 때 세상 물정을 몰라서 단순하다. 공부를 하고 나면 단순함은 복잡하게 세상이 얽혀있음을 배우게 되고, 마지막으로 깊이 공부를 하게 되면 다시 복잡했던 세상의 원리를 통합하게 되어 단순해진다.

붓글씨도 마찬가지로 처음의 단계와 마지막의 단계가 같다. 처음에는 붓글씨는 실력이 모자라서 악필을 쓰게 된다. 어느 정도 배우고 나면 붓글씨는 다듬어져 부드러워진다. 질서를 지킬 줄 알게 된다는 뜻이다. 하지만 경지에 들어서면 글씨는 원칙만을 고집하지 않고 개성을 가지게 되어 다시 악필이 된다.

이루고 나면 처음의 단계로 다시 돌아가는 원리다. 하지만 분명히 다른 처음이다. 겉모습은 같지만 속은 달라져있는 것이다. 세상을 한 바퀴 돌아 다 이해하고 나서 다시 천진스러워지는 것이다. 어린 아이와 도인은 다 같이 어린 아이 같이 천진스럽지만 깨달음의 경지는 하늘과 땅이다.

인생은 성장을 위한 배움터다. 인생은 만날 수 없는 시간과 사는 것이 아니라 만나고 있는 시간을 사는 것이다. 흘러가버린 시간이 과거고, 아직 오지 않는 시간이 미래다. 이 순간 내 인생과 만나고 있는 시간이 지금이다. 인생은 지금을 느끼면서 사는 것이다. 내가 서 있는 바로 이 순간을 산 것처럼 사는 것이 참된 삶이다. 과거가 아름답고 다가올 미래가 긴장되게 하지만 그것은 그것대로 즐기고 지금의 나를 바로 바라보고, 느끼고, 사는 것이 참된 삶이다.

나를 바라보는 시선을 주관에서 벗어나 객관화하는 것이 참된 삶을 사는 데 도움이 된다. 객관화, 자기에게 직접 관련되는 사항이 제삼자의 입장에서 보아지는 것을 말한다. 수시로 자신을 돌아보는 계기가 되게 해 준다. 객관화의 훈련은 자기성찰에 도움을 준다. 자신의 현 위치와 생각을 정확하게 볼 수 있는 계기를 갖게 된다.

성숙되어가는 방법은 철저하게 자기 자신을 학생으로 삼아 질문하고 답하는 것에서 찾아야 한다. 모든 깨달음은 마음을 다스리는 방법과 마음의 현 상태를 들여다보는 훈련에서 찾는다. 인생의 진정한 스승은 자기 자신이고 진정한 학생도 자기 자신이어야 한다. 모자란 학생으로서 질문하면서, 제대로 본질을 찾아가고 있는 질문을 하고 있는가 짚어가면서 진정한 학생의 자리를 찾아가게 된다. 모자란 스승이지만 제대로 바라보고 판단하는 훈련을 통해서 진정한 스승의 자리를 찾아가게 된다.

완성되지 않은 존재이기에 완성을 향해 가려는 것이다. 누구도 완성되게 태어난 사람은 없다. 부처도 완성되지 않아 깨달음을 구한 것이다. 그리고 어떤 신도 완성된 신은 없다. 아직도 생각의 장대 위에서 중심을 잡으려 노력하고 있는 것이다. 완전한 신이 탄생하는 순간 세상은 한 순간에 달라질 것이다. 신이 완전해지는 순간 인간도 완전해질 것이다. 완전한 세상 속에 인간도 부분으로서 존재하던 인간도 자연스럽게 완전한 신의 세상에 편입될 테니 말이다.

벌써 오래 전의 일이다. 두고두고 마음에 남는 만남이었다. 인사동에서 수완스님과 문인들과 함께 차를 마셨다. 수완스님은 정취암에 머무르고 있는 스님이다. 정취암은 역사는 신라적으로 거슬러 올라가니 오래된 암자지만 아담하다. 경치만큼은 태백준령이 부럽지 않다. 서울 인사동 찻집에서 수완스님 자신이 수행을 하던 때를 이야기했다. 산 속에서 수행을 하다 하산하면 평소 맡던 냄새가 다르게 느껴진다고 했다. 그때 나눈 이야기가 생생하다. 내게는 충격적이었기 때문이다.

"수행을 하다 도시로 내려오면 향수가 악취로 느껴져요."
"향수가요?"
"어떤 향수도 악취로 느껴져서 지하철이나 엘리베이터를 타면 힘들 때가 있습니다. 하지만 도시에서 한참을 생활하면 다시 거부감이 사라집니다."
"신기하네요. 향수가 악취로 느껴지다니…."
"그때는 땀 냄새도 악취로 느껴져요."
"…"

몸에 있는 독기를 다 빼고 육류를 섭취하지 않으면 몸도 맑아져 세상의 냄새들이 받아들여지지 않는 것 같다고 했다. 안거 중에 스님의 수행은 혹독해서 몸이 축난다고 한다.

스님 이야기 하나만 더 해본다. 「불교문예」 발행인인 혜관스님에게서 들은 이야기다. 혜관스님은 마음이 너그럽고 털털한 편이다. 행사모임에서 어쩌다 강권해 술을 반 모금이라도 마시게 하면 그날은 완전히 잠을 이루지 못한다. 몸에 온통 붉은 반점이 생겨 가려워서 견디지를 못하는 스님이다. 젊은 날에 수행을 하다보면 몸이 지친다고 한다. 채소와 나물만으로 식사를 하다보면 몸이 축나서 다리에 힘이 들어가지 않는다고 한다. 그럴 때면 주방에 들어가서 참기름을 한 병 통째로 벌컥벌컥 마시기도 했다고 한다. 신기한 것은 몸이 기름기가 없어서 그런지 설사도 나지 않는다고 했다.

다른 동물은 태어나면서부터 자연스럽게 하는 수영도 못하는 동물인 인간은 끝없는 반복과 잦은 실수로 배워가는 영원한 학생이다. 인간은 영원한 학생이다. 내 친구 중 김구연이 있다. 고등학교 시절엔 성대모사로 웃기기도 하고 응원을 할 때면 전교생이 모인 자리에서 응원을 지휘하기도 했던 친구다. 산동네에서 가난하게 살아서 그런지 응원을 할 때와는 다르게 개인적으로 만나면 숙기가 없는 친구다. 자신이 돈이 없으면 불러도 나오지 않는다. 그러다 얼마 되지 않는 돈을 마련하면 연락해서 나를 불러내곤 했다. 젊은 날에 만나면 할 수 있는 것이 술밖에 없었다.

지금은 그 친구가 남해바다를 끼고 있는 사천에서 목사를 하고 있다. 신도라야 이십 명 내외가 전부다. 시골로 내려가서 작고 아담한 교회에 몸담고 잘 산다. 교회 이름은 삼은교회다. 처음 내려갔을 때는 작은 도로가 앞에 있어 한적한 교회였는데 작은 도로가 큰 도로로 변했다. 하지만 여전히 소박하고 정감이 넘치는 교회다.

"서울로 올라갈 생각 없냐?"
시골로 자청해서 내려간 친구에게 묻는 내가 잘못이지만 자주 보고 싶은 마음에 물었다.
"여기가 좋아."

친구의 목소리가 밝고 자신감이 넘친다. 혼자서 못하는 일이 없다. 비가 새면 손수 망치와 연장을 들고 고치고, 마당도 손수 쓸고, 설교도 혼자 준비하고 혼자 한다. 팔방미인이다. 노인들이 많이 사는 동네라 신도 집에 무슨 일이 있으면 차를 가지고 가 태워도 드리고, 가끔은 시장도 봐주고 하면서 잘 산다. 정말로 잘 살고 있는 친구다.

할머니, 할아버지는 차를 태워드리면 상추도 뜯어다주고 고추도 말려 고맙다며 가져다준다고 한다. 고맙고 반가운 생활이다. 응원을 할 때면 혈기가 넘치던 청년이 조용한 마을에 농사짓는 노인들이 주로 사는 마을에서 적응하며 잘 사는 것을 보면 대견하다. 누구보다도 멋있는 인생을 가는 친구가 자랑스럽다. 도시로 자식들을 떠나보내고 홀로 남아 생활하는 노인들이 많아 생활하다 어려움이 있으면 그래도 젊은 목사를 찾게 된다.

꿈이 작아 더 커 보이는 친구를 보면 마음이 흐뭇하다. 욕심이 작아 세상을 따뜻하게 만날 수 있는 친구와 소주 한 잔이 그립다. 하지만 친구는 목사다. 나는 사실 술 마시는 목사가 그립다. 친구와 술 한 잔 하고 싶어서다. 친구의 인생을 보면서 나는 생각한다. 자족自足, 스스로 만족하는 것. 더하지도 빼지도 않고 수수한 모습 그대로 만족하며 사는 삶이 아름답다.

나가는 문

| 배근아

나는 천의_{天醫}다. 천의는 자신의 몸을 관리하는 자기 자신이다.

춘추전국시대의 명의로 죽은 사람도 살려냈다는 '편작'이라는 전설적인 명의가 있었다. 죽은 사람도 살려낸다는 소문이 퍼졌다. 왕에게도 소식이 전해졌다. 편작은 왕의 부름을 받고 궁으로 들어갔다.

위나라 왕이 편작에게 물었다.

"3형제 중 누가 가장 뛰어난가?"

"큰 형님이 가장 뛰어나고, 그 다음은 둘째 형님이며, 제가 가장 아래입니다."

대답은 뜻밖이었다. 죽은 사람도 살린다는 편작 자신이 아니라 자신보다 위의 두형이 더 뛰어나다는 답이었다.

"이유를 말해보게."

"큰 형님은 환자가 발병하기 전에 얼굴빛을 보고 장차 병이 있을 것을 압니다. 병이 나기도 전에 병이 날 것을 알고 병의 원인을 제거해 줍니다. 환자는 별 것 아닌 것을 처방해 것으로 압니다. 그래서 큰 형님이 명의로 알려지지 않은 것입니다.

둘째 형님은 환자의 병세가 시작되었을 때 치료해 줍니다. 환자들은 가벼운 병을 치료해 준 의사라고 생각합니다.

하지만 소인은 증상이 심각해진 환자들을 치료합니다. 혈관에 침을 꽂아 피가 나오게 하거나, 수술하는 모습을 본 사람들은 제가 중한 병을 아주 잘 고친다고 생각합니다. 그래서 사람들은 소인의 의술이 뛰어나다고 생각하고, 이름이 널리 알려지게 된 것입니다."

『갈관자』라는 책에 나오는 일화다. 한의학에서 질병을 다스리는 의사를 크게 3등분하여 상의上醫, 중의中醫, 하의下醫라 한다. 상의는 병이 날 것을 예방하는 의사고, 중의는 발병초기에 치료하는 의사고, 하의는 병이 심각할 때 치료하는 의사를 말한다. 가장 낮은 단계의 하의가 가장 능력 있는 의사로 인정받게 된다는 일화이다.

두 다리는 두 명의 의사라는 명제가 의미하는 것도 마찬가지다. 자신의 몸을 가장 잘 아는 것은 자기 자신이다. 그리고 내 몸의 주인은 나 자신이다. 내 몸은 내가 제일 잘 안다. 편작 형제들보다 더 내 몸을 아는 것은 나 자신이고, 내 몸을 관리할 수 있는 실천적인 존재가 나 자신이다. 상의·중의·하의보다 더 위대한 의사가 있다. 천의天醫다. 천의는 자기 자신의 몸 상태를 시시각각으로 알 수 있고 현재의 상태로 미래를 예측할 수 있기 때문에

상의·중의·하의보다 더 위대한 의사다. 천의가 할 수 있는 원초적이고, 실천적인 처방이 있다. 바로,

두 다리를 움직이게 하는 것이다.

국민 총 생산은 1인당 GDP의 합계인 것처럼 "100세 시대 의료비 걱정 없이, 내 몸은 내가 지킨다."는 '천의'에 도전하자.
스티븐 고비의 말을 인용하면 "당신 인생의 10%는 당신이 어쩔 수 없는 사건들로 결정되고, 나머지 인생의 90%는 당신이 어떻게 반응하느냐에 따라 결정된다."고 한다.
건강은 현재 진행형이다.

감사의 글

따르릉~ "책을 쓴다는 것이 혼을 빼는 일입니다. 많이 힘드시지요?" 도서출판 행복에너지 권선복 대표님의 위안 전화를 받았다. "대표님 고맙습니다. 근데 저는 책을 쓰는 일이 새로운 혼을 담는 일인 것 같아요. 기회를 주셔서 정말 감사해요." "하하하. 그래요?" "네!"

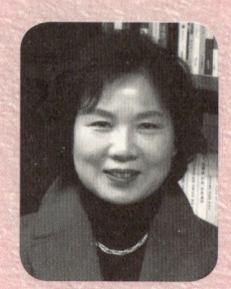

정말 그랬다. 새로운 또 하나의 도전이었기에 나에겐 분명 신나고 즐거운 일이었다.

살아가는 동안에 가장 큰 즐거움은 사람들이 "넌 절대로 할 수 없어"라고 한 일을 해내는 것이다. 나는 두 번째 큰 즐거움에 도전하게 해 주신 많은 분들께 진심으로 감사 감사드린다. 지난 2006년 초겨울에 마라톤대회 41.195km 풀코스에 난생처음 도전해서 4시간 58분 30초에 완주했던 일이 첫 번째 큰 즐거움이었다. 물론 하프도 뛰어 본 적이 없는 나에겐 모두가 '불가능'이라고 했다. 완주는커녕 5시간 안에 들어온다는 것은 더더욱 불가능한 일이었다. 나의 목표는 완주가 아니고 즐겁게 웃으면서 뛰어 본다는 것이었다. 산모의 진통이 생명을 탄생하듯 나의 튼튼한 다리는 '불가능은 없다'를 입증해 주었다. 부모님께 감사했다. 근사하고 아름다운 이름값 하고 살 자격된다는 자존감과 자긍심이 살아났다. 내 몸도 기쁜지 뜨거운 눈물로 내 얼굴을 씻어주었던 추억이 지금도 생생하다. 책을 쓰면서 지치고 힘들 때는 마라톤 30km 지점에서 가장 힘들었던 기억과 완주했을 때의 쾌감이 동시에 떠올랐다. 그러면 신기하게도 힘들었던 기억은 금방 사라지고 완주했을 때의 쾌감이 힘들다는 스트레스를 신나는 '스트렝스'로 변하게 한다는 사실을 체득했다. 이런 기쁨을 함께 만들어주신 많은 분들께 진심으로 감사드린다.

몸에 대한 이야기를 쉽고 재밌게 한 권의 책으로 담고 싶다는 나의 절절한 마음을 함께 해주신 고마운 분들이 많다. 먼저, 인문학과 자연과학의 융합 제안을 흔쾌히 받아주신 신광철 소장님께 깊은 감사를 드린다. 알고 있는 좋은 지식정보들을 책으로 써서 세상과 공유하며 지식재능기부를 하라고 독려해 주신 피플스그룹 가재산 대표님, 늦게까지 고생한다며 커피와 간식 챙겨주신 장인수 대표님, 행복에너지로 한 올 한 올 천을 짜듯이 정성껏 출판을 도와주신 도서출판 행복에너지 권선복 대표님, 김정웅 과장님, 김소영 디자이너님 외 가족 여러분 모두에게 감사드린다. 해마다 김장, 고추장, 된장 밑반찬을 엄마보다 더 챙겨주는 언니와 형부 그리고 늘 응원해주는 진아, 태연이와 나보다 책하고 더 친한 내 반쪽, 책 쓴다고 하니 온갖 수발 다 들어주며 배려해준 남편에게 이 지면을 통해 고마움을 전한다.

2015년 설마중길에서
배근아 드림

출간후기

'건강의 유지'가
진정한 자기계발입니다

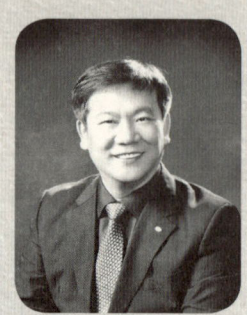

– 권선복(도서출판 행복에너지 대표이사,
대통령직속 지역발위원회 문화복지 전문위원)

　우리는 꿈을 향해 매일매일 달려갑니다. 목표는 저마다 다르지만 누구나 나름대로 노력과 열정의 시간을 보내고 있습니다. 공부, 연습, 평가, 시험의 끝없는 반복 속에서 구슬땀을 흘립니다. 하지만 건강이 좋지 못하다면 그 노력은 불가능합니다. 기어코 성공을 거두었다 해도 건강을 잃는다면 아무 소용없습니다. 어쩌면 진정한 자기혁신, 자기계발은 '건강의 유지를 통한 장수長壽'가 아닐까요?

　책 『두 다리는 두 명의 의사다』는 건강관리를 자기계발과 인문학의 관점에서 바라보는 독특한 건강관리서입니다. 저자인 배근아 박사님은 오랜 연구와 현장 경험을 바탕으로 조금은 어려울 수 있는 건강 정보를 알기 쉽게 전하고 있습니다. 특히 '다리 건강은 질병을 예방하고 질 높은 삶을 누리는 데 필수'임을 강조합니다. 전체 근육 중 70%를 차지한다는 다리가 얼마나 소중한 것인지, 다리의 건강이 어째서 장수의 핵심인지를 이 책을 읽으며 깨닫게 되었습니다. 인문학에서 바라본 다리 이야기 집필을 도운 신광철 작가님의 글 역시 독서를 즐겁게 합니다.

건강을 말 그대로 건강으로만 바라보는 것이 아니라, 꿈을 펼쳐 나가기 위한 노력(자기계발)과 생의 진정한 의미(인문학)라는 진중한 명제로 살펴본다는 점에서 이 책은 이미 읽을 만한 가치를 지니고 있습니다. 꿈을 성취하기 위해 나아가는 여정은 험난하기 마련입니다. 그 역경을 견뎌내기 위해 튼튼한 몸과 정신은 필수입니다. 이 책을 읽는 수많은 독자들이 자신의 꿈을 이루는 것은 물론이요, 다가오는 100세 시대의 주인공이 되시길 바라오며, 늘 행복한 에너지가 팡팡팡 샘솟는 나날 되시기를 기원드립니다.

Happy Energy books

좋은 원고나 출판 기획이 있으신 분은 언제든지 **행복에너지**의 문을 두드려 주시기 바랍니다.
ksbdata@hanmail.net　www.happybook.or.kr　단체구입문의 ☎ 010-8287-6277　행복한 에너지

하루 5분 나를 바꾸는 긍정훈련
행복에너지

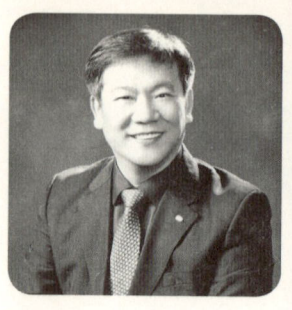

'긍정훈련' 당신의 삶을 행복으로 인도할
최고의, 최후의 '멘토'

**'행복에너지 권선복 대표이사'가 전하는
행복과 긍정의 에너지, 그 삶의 이야기!**

권선복

도서출판 행복에너지·
지에스데이타(주) 대표이사
대통령직속 지역발전위원회
문화복지 전문위원
새마을문고 서울시 강서구 회장
전) 팔팔컴퓨터 전산학원장
전) 강서구의회(도시건설위원장)
아주대학교 공공정책대학원 졸업
충남 논산 출생

국민 한 사람, 한 사람이 모여 큰 뜻을 이루고 그 뜻에 걸맞은 지혜로운 대한민국이 되기 위한 긍정의 위력을 이 책에서 보았습니다. 이 책의 출간이 부디 사회 곳곳 '긍정하는 사람들'을 이끌고 나아가 국민 전체의 앞날에 길잡이가 되어주길 기원합니다.

　　　　　　　** **이원종** 대통령직속 지역발전위원회 위원장

'하루 5분 나를 바꾸는 긍정훈련'이라는 부제에서 알 수 있듯 이 책은 귀감이 되는 사례를 전파하여 개인에게만 머무르지 않는, 사회 전체의 시각에 입각한 '새로운 생활에의 초대'입니다. 독자 여러분께서는 긍정으로 무장되어 가는 자신을 발견할 수 있을 것입니다.

　　　　　　　** **최 광** 국민연금공단 이사장

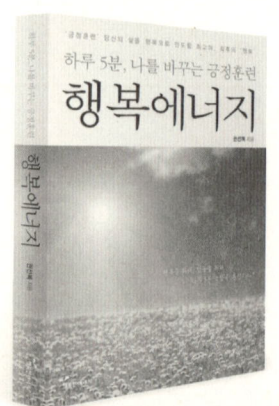

권선복 지음 | 15,000원

**"좋은 책을
만들어드립니다"**

저자의 의도 최대한 반영!
전문 인력의 축적된 노하우를 통한 제작!
다양한 마케팅 및 광고 지원!

최초 기획부터 출간에 이르기까지, 보도자료 배포부터 판매 유통까지! 확실히 책임져 드리고 있습니다. 좋은 원고나 기획이 있으신 분, 블로그나 카페에 좋은 글이 있는 분들은 언제든지 도서출판 행복에너지의 문을 두드려 주십시오! 좋은 책을 만들어 드리겠습니다.

출간도서종류
시·수필·소설·자기계발·일반실용
인문교양서·평전·칼럼·여행기·
회고록·교본

행복한 에너지
www.happybook.or.kr
☎ 010-8287-6277
e-mail. ksbdata@daum.net

함께 보면 좋은 책들

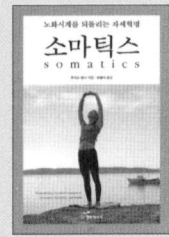

소마틱스
토마스 한나 지음 · 최광석 옮김 | 값 17,000원

『소마틱스』는 나이가 들면서 겪는 문제를 역전시켜주는 실용적인 매뉴얼로 '노화' 문제라고 알고 있는 증상들에 대처하는 실질적인 '몸-마음 혁신 프로그램'을 제공한다. 많은 사람들이 근육경직, 만성요통, 통증, 피로 그리고 고혈압 같은 문제들을 '노화'로 인해 생기는 질환이라고 여기지만, 소마운동은 근육과 신경을 의식적으로 통제하여 모든 문제를 해결할 수 있도록 돕는다.

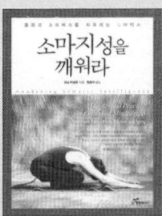

소마지성
라사 카파로 지음 · 최광석 옮김 | 값 25,000원

전 세계에 불어닥친 '자가치유' 열풍은 국내에서도 각계의 주목을 받고 있다. 지난해에는 24년 만에 국내에 정식으로 소개된 『소마틱스』가 많은 독자들의 사랑을 받으며 '자가치유' 열기가 일시적인 유행이 아님을 증명했다. 『소마지성을 깨워라』는 '소마틱스 영역의 최신 이론'에 목말랐던 독자들에게 한층 진보된 방법론을 제시한다.

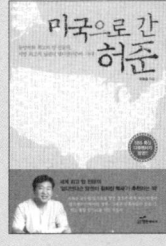

미국으로 간 허준
유화승 지음 | 값 15,000원

동양의학 최고 암 전문의 유화승 교수는 '암을 정복한다'는 신념 하나만으로 서양 최고의 암센터 엠디앤더슨을 찾는다. 그가 들려주는 이야기는 이 시대, 암으로 고통 받는 모든 환자들에게 한 줄기 희망을 선사한다. 또한 희망만으로 그치는 것이 아닌, 현실로 다가오는 암 정복기가 첫 페이지에서부터 시작된다.

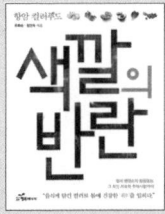

색깔의 반란
유화승 · 정인숙 지음 | 값 15,000원

이 책은 컬러힐링에 관한 개념과 그 효능을 소개하고 친숙한 음식들을 색상별로 묶어 어떻게 우리 몸에 작용하는지에 대해 설명하고 있다. 자신에게 맞는 색깔을 조금만 바꾸어도 인생의 많이 부분이 달라짐을 과학적 근거에 의거하여 독자들에게 전달하는 것이다. 가장 쉬운 예로 매 끼니마다 접하는 음식의 색에 관심을 기울여 보라고 강조한다.

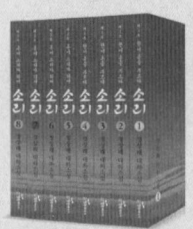

소리 (전 8권)
정상래 지음 | 각 권 13,500원

쏟아져 나오는 책은 많지만 읽을거리가 없다고 탄식하는 독자들이 많다. 그렇다면 근대 한국사에 담긴 우리 한(恨)의 정서에 관심이 있다면, 대하소설의 참맛에 대해 잘 알고 있다면, 정말 제대로 된 작품을 읽어볼 요량이라면 이 소설은 독자를 위한 더할 나위 없는 선물이자 생을 관통할 화두가 되어 줄 것이다.

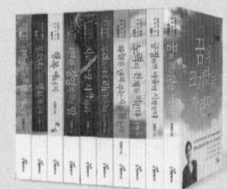

조영탁의 행복한 경영이야기 세트 (전 10권)
조영탁 지음 | 각 권 15,000원

행복한 성공을 위한 7가지 가치, 그 모든 이야기를 담은 『조영탁의 행복한 경영이야기』전집은 자신은 물론 타인의 삶까지 행복으로 이끄는 '행복 CEO'가 되는 길을 제시한다. 다양한 분야에서 칭송을 받아온 인물들의 저서에서 핵심 구절만을 선별하여 담았다. 저자는 이를 '촌철활인寸鐵活人(한 치의 혀로 사람을 살린다)'으로 재해석하여 현대인이 지향해야 할 삶의 태도와 마음에 꼭 새겨야 할 가치를 제시한다.

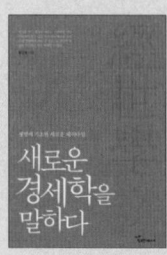

새로운 경세학을 말하다
황선범 지음 | 값 18,000원

『새로운 경세학을 말하다』는 생명에 기초한 새로운 패러다임으로 불경, 성경, 사서삼경 등과 같이 세상을 살아가는 가치관을 천성과 지성의 이치로 설명하였다. 혼돈과 무질서가 득세하는 세상에서 평화와 행복을 꿈꾸는 이들에게 저자가 세상을 향해 던진 일침은 시사하는 바가 크다.

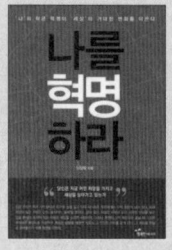

나를 혁명하라
이장락 지음 | 값 15,000원

이 책은 저자가 자신의 삶을 하나의 표본으로 하여 지금껏 보고 듣고 온몸으로 체득한 지혜와 혜안을 자기계발서 형식으로 풀어놓은 책이다. 화려한 미사여구와 지루한 이론이 아닌, 역동하는 현장의 열기와 늘 두근거리는 심장의 온기를 한꺼번에 녹여내어 독자의 마음을 사로잡고 있다.

함께 보면 좋은 책들

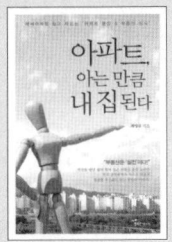

아파트, 아는 만큼 내 집 된다
최성규 지음 | 값 15,000원

현직 공인중개사 사무소 대표가 현장을 밤낮 없이 뛰며 얻은 아파트 분양 노하우와 부동산 이야기! 이 책은 실물시장에서 이루어지는 현상을 있는 그대로 파악·분석하고 시장중심적인 관점에서 풀어낸 아파트 분양과 부동산 정보를 에세이 형식으로 쉽고 재미있게 독자에게 전달하다.

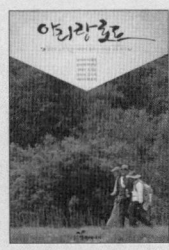

아리랑 로드
이재열 외 4인 | 값 15,000원

책『아리랑 로드』는 현대를 살아가는 우리에게 매우 중요한 의미로 다가온다. 마치 한 장의 사진을 보는 것처럼 과거로 돌아가 그 시대를 생생하게 살펴보는 타임머신의 역할을 하고 있기 때문이다. 천년의 소리인 정선아리랑이 흘러간 길을 다시 한 번 돌아볼 수 있다는 점에서 크나큰 가치를 지니고 있다.

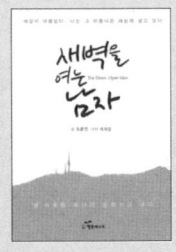

새벽을 여는 남자
글 오풍연 · 사진 배재성 | 값 15,000원

책『새벽을 여는 남자』는 '바보'가 되는 것을 곧 인생의 목표로 바라보는 신문기자의 8번째 에세이집이다. 이 책은 독자들이 삶을 살아가며 난관에 맞닥뜨렸을 때마다 펼쳐 보고 미래의 올바른 방향을 가늠해볼 수 있게 하는 인생의 길잡이 역할을 해줄 것이다.

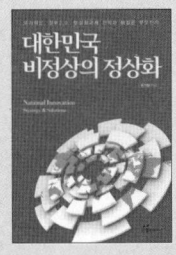

대한민국 비정상의 정상화
권기헌 지음 | 15,000원

『대한민국 비정상의 정상화』는 우리나라 국가혁신의 문제점과 미래의 방향을 제시한 하나의 기념비적인 작품이다. '비정상의 정상화'에 관한 철학, 이론, 실천과제를 국가와 정부의 역할을 중심으로 명쾌하게 제시하고 있다. 국가혁신의 근본적인 문제 해결에 접근하지 못하는 현실에서, 시대의 변화에 따른 혁신의 비전을 수립하는 데 중요한 지침서가 되어 줄 것이다.

'행복에너지'의 해피 대한민국 프로젝트!
〈모교 책 보내기 운동〉

대한민국의 뿌리, 대한민국의 미래 **청소년·청년**들에게 **책**을 보내주세요.

많은 학교의 도서관이 가난해지고 있습니다. 그만큼 많은 학생들의 마음 또한 가난해지고 있습니다. 학교 도서관에는 색이 바래고 찢어진 책들이 나뒹굽니다. 더럽고 먼지만 앉은 책을 과연 누가 읽고 싶어 할까요? 게임과 스마트폰에 중독된 초·중고생들. 입시의 문턱 앞에서 문제집에만 매달리는 고등학생들. 험난한 취업 준비에 책 읽을 시간조차 없는 대학생들. 아무런 꿈도 없이 정해진 길을 따라서만 가는 젊은이들이 과연 대한민국을 이끌 수 있을까요?

한 권의 책은 한 사람의 인생을 바꾸는 힘을 가지고 있습니다. 한 사람의 인생이 바뀌면 한 나라의 국운이 바뀝니다. **저희 행복에너지에서는 베스트셀러와 각종 기관에서 우수도서로 선정된 도서를 중심으로 〈모교 책 보내기 운동〉을 펼치고 있습니다.** 대한민국의 미래, 젊은이들에게 좋은 책을 보내주십시오. 독자 여러분의 자랑스러운 모교에 보내진 한 권의 책은 더 크게 성장할 대한민국의 발판이 될 것입니다.

도서출판 행복에너지를 성원해주시는 독자 여러분의 많은 관심과 참여 부탁드리겠습니다.

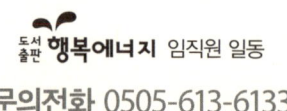

문의전화 0505-613-6133